千古疑案厥阴病：

余秋平讲《伤寒论》之厥阴病篇

余秋平　著

中国中医药出版社

·北 京·

图书在版编目（CIP）数据

千古疑案厥阴病：余秋平讲《伤寒论》之厥阴病篇 /
余秋平著 .—北京：中国中医药出版社，2020.9
（中医师承学堂）
ISBN 978 - 7 - 5132 - 6237 - 8

Ⅰ . ①千⋯　Ⅱ . ①余⋯　Ⅲ . ①《伤寒论》– 研究
Ⅳ . ① R222.29

中国版本图书馆 CIP 数据核字（2020）第 092611 号

中国中医药出版社出版
北京经济技术开发区科创十三街 31 号院二区 8 号楼
邮政编码　100176
传真　010-64405750
三河市同力彩印有限公司印刷
各地新华书店经销

开本 710×1000　1/16　印张 15.5　插页 3　字数 200 千字
2020 年 9 月第 1 版　2020 年 9 月第 1 次印刷
书号　ISBN 978 - 7 - 5132 - 6237 - 8

定价　65.00 元
网址　www.cptcm.com

社 长 热 线　010-64405720
购 书 热 线　010-89535836
维 权 打 假　010-64405753

微信服务号　zgzyycbs
微商城网址　https://kdt.im/LIdUGr
官 方 微 博　http://e.weibo.com/cptcm
天猫旗舰店网址　https://zgzyycbs.tmall.com

如有印装质量问题请与本社出版部联系（010-64405510）

厥阴病篇整理人员

姚睿祺

张　鹏

顾　然　卢宗孝　陈智全　张　玲

作者介绍

余秋平，男，1966 年出生，心内科博士，糖尿病专业博士后，主任医师。

曾受业于湖北世代名医刘荣敦教授；硕士毕业于南京中医药大学，师从张民庆教授，从事呼吸系统疾病的中医治疗研究；博士毕业于南京中医药大学，师从李七一教授，从事心血管疾病的中医治疗研究；博士后就读于中国中医科学院，师从仝小林教授，从事糖尿病的中医治疗研究。曾两次赴武汉协和医院心内科进修学习，历时 3 年。有长期三甲医院工作经历，曾在重症监护室（ICU）工作 3 年。

临床善用经方治疗疑难病及危重症，经常受邀到各大医院 ICU、冠心病监护病房（CCU）会诊。或接诊西医束手无策的危重病证，其中不乏晚期白血病、小细胞肺癌、胰腺癌晚期、肝癌晚期、心衰、心梗、肺动脉高压等。

长期致力于中医经典研究，尤其精于仲景之学，深入研究《伤寒论》《金匮要略》等中医经典 30 余年。主张研究经典应回归本源，从原文出发，以古人视角来阐释经典原义，不为后世注家束缚自身的思维。

临床擅长治疗：

1. 糖尿病：糖尿病及其并发症。

2. 心血管疾病：高血压、冠心病、心律失常、心肌病、顽固性心衰、心肌梗死、支架术后再狭窄、肺动脉高压等。

3. 妇科疾病：不孕症、子宫肌瘤、乳腺增生、月经失调、痛经、妇科炎症等。

4. 肿瘤：白血病、肝癌、肺癌、胰腺癌、胃癌、肠癌、肾癌等。

5. 代谢性疾病：痛风、甲亢、糖尿病并发症、代谢综合征等。

6. 儿科疾病：小儿反复感冒、咳嗽、哮喘、支原体肺炎、厌食、抽动秽语综合征等。

学术及临床特色：

1. 余秋平临证时四诊合参，诊法首重望诊和脉诊，亦重视腹诊，善于从微小的证候表现推知背后病机。

主张"脉证并治"，从《伤寒论》《金匮要略》原文还原仲景脉诊原貌，总结出一套切合临床的脉证体系。擅长通过脉诊进行病机推测及方证鉴别，主张脉不独见，有者求之，无者求之。以脉测证，以证释脉，真正实现了"脉证并治"，并以此指导常见病、疑难病及危急重症的治疗。

余秋平临证重辨病机，亦重方证鉴别及合方加减，尤其擅长疑难病及危急重症的治疗。近年来，更致力于癌症晚期、心衰、心梗、肺动脉高压等危重疾病，以及风湿免疫疾病、慢性肾衰、高血压、糖尿病等疑难疾病的证治研究，取得显著疗效。

2. 余秋平对张仲景的《伤寒杂病论》的研究，尤为精深，直抒仲景心意，可谓独得仲景心奥。如深入认识少阳病，提出治疗少阳主症应为柴胡、黄芩、甘草，而小柴胡汤并非少阳病主方！再如大柴胡汤，余秋平认为大柴胡汤是治疗少阳经腑同病之方，即少阳胆经郁滞及胆腑梗阻不通、通降不利，而非少阳阳明合病代表方！诸如此类颠覆古今医家认识的地方还有很多。余秋平研究《伤寒论》，注重从临床实际出发，反对为了串解而解经文的研究。

3. 余秋平长期致力于还原仲景的经典原意，通过反复临床实践与理论研究，不断从原文挖掘经方的内在病机特点，并结合临床实践，丰富完善了各方证的辨证要点，系统性地总结了大量不典型的临床表现，从而极大地扩充了方证的应用范围，令后学者可迅速掌握辨证要点。

比如小柴胡汤证的辨证要点除"柴胡八证"外，还有很多常见却不典型的辨证要点，如太阳穴处热、单侧鼻孔堵、阵发性咳嗽、咳嗽急迫而舌外伸、右胁触叩痛等，临床但见一二证即可，从而完善了小柴胡汤的临床运用经验。

（可参看微信号"中医书友会"文章《讲座实录：余秋平全面讲解〈伤寒论〉少阳病》）

4.创建了"少阳 – 三焦 – 厥阴"理论体系。该理论以三焦为纵向轴，少阳、厥阴为横向表里，认为三焦外连少阳、内连厥阴，既是机体最大的脏腑，又是人体津液及元气运行的通路，少阳胆及厥阴肝则是通过三焦，调控机体的水液代谢及气血流通。

三焦致病，轻则水液通路不畅、气机升降失调，重则人体血脉通路郁滞，脏腑功能严重失调，免疫系统崩溃，常易导致各种严重的复杂疾病表现，如高血压、糖尿病、白血病、慢性肾衰等。余秋平通过调节"少阳 – 三焦"或"厥阴 – 三焦"的平衡，恢复机体的正常水液代谢及气血通路，从而治疗各种疑难大病，取得了满意疗效。

5.危重病治疗，多从少阴、厥阴论治。对少阴、厥阴条文中诸多"死证"有深刻体会，并结合临床经验，摸索出一套救治危急重症的辨治思路。经常受邀到各大医院 ICU、CCU 出诊，或接诊西医束手无策的危重症，其中不乏白血病、小细胞肺癌、胰腺癌晚期、肝癌晚期、心衰、心梗、肺动脉高压等危急重症，并取得满意疗效，甚至治愈。

6.纠正历代医家对阳明病的模糊认知，还原仲景对阳明病的理解。把对阳明提纲证、阳明外证、阳明腑实证、阳明血证及阳明湿热证等关键概念的辨识及理解，与临床密切结合，对感染性疾病后期的转归、治疗具有很强的指导意义。另外，对阳明寒证，包括"阳明中风""阳明中寒""固瘕"等概念及辨治要点有深刻体会，并验之于临床，取得满意疗效。

7.继承、发展了历代医家对温热病和湿温病的认识。一方面继承叶天士、吴鞠通等温病学家治疗外感温热病的辨治体系，另一方面从仲景条文中发掘伏气温病的经方治疗经验及临证思路；另外，继承恩师刘荣敦教授治疗湿温病的独到经验，并运用于临床，总结出一套完整的辨治体系。

8.继承仲景对药物功效的认识，颠覆了历代医家从《神农本草经》认识经方用药的常规模式，从《伤寒论》《金匮要略》原文推求、还原仲景对药物的理解，挖掘药物独特的性味功效，作用病机、病位力求精准，并指导临床实践，疗效肯定。

9.系统建立"热饮"学说，深刻认识其核心病机及辨证要点，对慢性支气管炎、肺心病等慢性呼吸系统疾病的临床治疗有重大的指导意义。

（可参看论文《热饮证治法探讨》及《热饮证治再探》）

10.通过研习《金匮要略》妇人三篇，深刻理解仲景辨治妇科病的核心病机及治疗思路。并以之指导各种疑难妇科疾病的治疗，包括不孕症、子宫肌瘤、子宫腺肌症、卵巢囊肿等，取得了显著的疗效。

（可参看微信号"中医书友会"文章《一节课讲完妇人产后病证治》）

社会活动：

多年来，余秋平一直致力于中医经典的传播，多次受邀到北京中医药大学、中国中医科学院研究生院、广安门医院、首都医科大学中医学院等院校进行多场经典讲座，主要授课内容为《伤寒杂病论》条文解析及临床应用、从《伤寒论》看温病治疗等多项专题，受到广大师生的一致好评。

2016年在北京成立了"余秋平经典传承工作室"，不遗余力地传播中医经典，同时在北京炎黄中医院开设了糖尿病及高血压等疑难疾病的专科门诊，对这些疑难病进行深入的临床研究，致力于从中医理论上寻找突破口，掌握疾病的规律，并取得满意疗效。

现已开通了"余秋平讲中医经典"的微信公众号及微博，传播中医经典与中医科普，并在"余秋平讲中医经典""中医书友会"及"中医思维"等微信公众号上，发表了大量的临床研究文章，受到中医从业者及爱好者们的广泛好评。

自　序

我出生于湖北黄冈，中学时偶然看了一部日本电视剧《血疑》，剧中讲了幸子罹患白血病，恋人光夫为了挽救幸子，努力研究白血病治疗规律的故事。从此，我便萌生了刻苦学医，攻克医学疑难病证的念头。

所以，我在填报高考志愿时，九个专业中有八个都填的是医学专业，还有一个非医学专业是被老师强迫填报的。最终，我以高分被三峡大学医学院录取，在这里我有幸遇到了我的师父刘荣敦教授。刘荣敦教授出身于中医世家，更是研究温病之大家，治学谨严，功底深厚。他老人家一生淡泊名利，从不著书立说，总是告诫我："唯有经典，千古流传，万不可以一得之见，标新立异，而欺诳后人！"在恩师的感召下，我跳出了统编教材的知识架构，开始到处购买中医书籍。这期间，偶然读到了刘渡舟教授的《伤寒论通俗讲话》，在这本书中，我遇到了许多疑惑，便大胆地给刘渡舟教授写信求教，没想到刘老竟然及时回信了！信中除了表扬、鼓励我一番外，还推荐了一些书给我，并希望我以后有机会可以报考他的研究生。因为刘渡舟教授的回信与鼓励，我与《伤寒杂病论》结下了不解之缘，一下子就扎进里头去了，所谓"衣带渐宽终不悔，为伊消得人憔悴"便是此中之境。

第二位对我影响比较大的是岳美中先生。他主张读经典，读原文，不主张看注家，这一点对我启发颇深。我对《伤寒杂病论》的研究造诣之所以能到今日的高度，此公的影响甚大。几十年如一日，无论是上下班、烧饭、带小孩，只要有空，我就反复读原文，反复背诵，反复琢磨。看病时，若是觉得哪些症状很像书中之病证，就拿过来用。如果用了没有效果，就反复思考，再读原文。比如我曾用瓜蒌薤白白酒汤治疗心绞痛，发现没有太大的效果，再读原文，才发现原来是要加酒煎药，加上酒之后效果转佳。诸如此类依方临摹，精读原文的情况很多。所以，我研究《伤寒》跟别人不一样，别人一般都是参看多个注家，在诸多注家里寻找答案，故多有终其一生未能登堂入室者。因为后世著书传世者，很多都是年轻时著书，当时他们的临床水平并不高，火候不到家，所以无法揭示张仲景的本意。我反复精读条文，再结合临床实践，长期坚持学习，慢慢就拨开云雾见天日了。

第三位对我影响比较大的就是胡希恕先生。他使我对六经有了更深刻的认识。当然，个人认为胡老过多地强调抓主症和辨方证，跟张仲景所讲的辨脉证、察病机，还有一定的境界上的差距。临床很多疾病是很复杂的，需要脉证并治，才足以辨病机；单纯抓主症，有时很难把握疾病的本质，不能取得一箭穿心的效果。故而辨方抓主症，有其局限性。

虽然三十年如一日地修习经典原文，但遗憾的是"昨夜西风凋碧树，独上高楼，望尽天涯路"的迷惘，却从未在我的心头散却。直至有一次梦里，我侍诊一位年近古稀，清癯矍铄的老者，其口授心法之精到高妙，如醍醐灌顶，大启心窍，震人心魄。我知必是异人相授，遂一字一句，极尽心力，记忆于心，然梦境一醒后，马上寻找纸笔，准备再做整理，却茫然不知所云，只能遥思于梦境之外了。自此，我读书临证看病便渐入佳境，想来这位老者定是张仲景从书中走入我梦里的。"众里寻他千百度，蓦然回首，那人却在灯火阑珊处！"如此怡然之境，如此物外之地，非积数十年功夫之人亦何足与共语而深信不疑？

余自是以来，常反思己路曲折之过往，痛心中医学子不得其门而入之现状，然仅藉一己之力又何益于当下中医之窘境。近年来，得遇知己王凯铭，遂于北京炎黄中医医院开馆授徒，幸得顾然、张鹏、姚睿祺、卢宗孝、张玲五位中医赤子执弟子礼拜入门下。我的深刻体会是，中医诸多疑惑，不辨不明，越辨越明，教学相长。在长期的临床带教中，于我而言，学术造诣可谓更上一层楼；于弟子而言，将我平日临证之口传手授与师生同辨之言，录之于音、文之成册，并附以各位弟子平日学习之心得与临证之体悟，整理成书，俾我《伤寒》之学不至湮没，亦期有裨于中医初学者。

书既已成，余常想余虽未若叶天士于中医成法之外另开一法门而成《温热论》，然立足仲景本意之脉证并治以治仲景之学，于当今之世，我或过之，亦未可知？一得之见，纰漏在所难免。

余秋平

2019 年 12 月于北京

编写说明

1. 本书《伤寒论》条文的内容、断句与编号，均依钱超尘整理、人民卫生出版社 2005 年 8 月出版的《伤寒论》为准。

2. 本书《金匮要略》条文的内容、断句，均依何任整理、人民卫生出版社 2005 年 8 月出版的《金匮要略》为准。

3. 对部分条文断句有异议者，多依据对条文的认识与切实的临床实践来鉴定、修改，但并未在条文后加以说明。

4. 为便于读者掌握原文精神，并未将条文按照《伤寒论》排列顺序依次讲解。如第 331~337 条、第 339~349 条，主要论述的是厥热胜复的证治规律，故单独列为一章，以更好地阐述条文的深刻内涵和内在联系。

5. 为便于读者清晰地掌握《伤寒论》的六经辨证体系与厥阴病的病机方证，本书的结构框架分为十一章。第一章详细阐述了六经辨证体系的重大临床价值，深刻地揭示了其因势利导、透邪外出的核心要义，明确了其适用范围，大大地拔高了对六经辨证体系的认识高度。第二章以下先详细阐述厥阴病的生理病理，并开创性地提出了厥阴病应分外感厥阴病和内伤厥阴病两大类，构建了一套严谨精密、切合临床的厥阴病辨证体系。然后，将方证各论以病机方证归类，每一方证下沿条文解读、病机要点、方药解析渐次展开，并附有医案举隅，让读者全方位地掌握各方证的核心要点，学以致用。同时，在文后附有厥阴病纲目一览表，将病机方证分门别类，以便于读者对厥阴病的体系框架建立清晰的认识。

余秋平

2020 年 6 月

目　录

第一章

六经辨证体系的重大临床意义

一、六经辨证体系的临床意义概述

急性外感疾病，需要遵循六经辨证原则，根据不同体质和不同外邪传变的特点，按照六经进行辨证，并根据所处的六经不同而因势利导，祛邪外出。

很多慢性疾病，其实也是外邪内陷而潜伏于内脏，造成内脏器官的慢性炎症损伤，最终导致了各种慢性疑难疾病。对于这类疾病的治疗，也必须遵循六经辨证的原则，扶正祛邪，始终不忘因势利导、给邪以出路，否则这种慢性疾病永无痊愈之时。

《伤寒论》虽以"伤寒"命名，其实是**论一切外感疾病传变和辨证治疗的专书**。仲景的六经辨证体系，强调一切邪从外来者，无论是外袭三阳（躯壳、六腑）还是内陷三阴（五脏），都必须因势利导，就近祛邪，给邪气以出路。

而现代很多"内伤"病，细察病史，其实也是外感病失治误治的结果。如果仔细追问病史，深究其病因，也是因为一些医生在疾病之初未能深入理解六经辨证体系的精神所致。人体在长期的进化过程中，自身的免疫系统具有帮助人体，将外来的邪毒因势利导、祛除外出的能力。如邪在太阳经表，应发汗透邪；如邪在少阳经，应扶助元气兼清透郁热；如邪结阳明大肠，应通腑泄热……所以**凡是逆正气抗病方向的治疗，就是误治**！轻者，闭门留邪；重者，正气大伤，邪气内陷，从而出现各种复杂疑难的病症，甚至是危重的病症！如果我们能深入理解六经辨证体系的精神，就能找到当今很多疑难病、慢性病的治疗方法。

所以，学习六经辨证体系的临床意义在于以下两点：

（1）对急性外感疾病的治疗，必须根据邪气所侵袭的六经脏腑不同，因势利导，给邪气以出路。这样的治疗才真正符合自然规律，而且能迅速治愈疾病，不留病根。

（2）当今很多慢性内伤性疾病，究其根本原因，很多也是外感误治而导致邪气深伏所致。临床治疗上，**也必须借鉴六经辨证的原则，给伏邪以出路，务必扶正祛邪，使外邪透尽，并结合内伤脏腑虚损的特点，结合脏腑辨证，给予选方施治。**

二、慢性疾病的治则：详问病史参脉证，外感内伤分论治

《素问·至真要大论》云："必伏其所主，而先其所因。"要想治愈任何一个疾病，必须要知晓其病因。明白了病根所在，才能在战略上对疾病规律有全局的把握，治疗上才能分清主次轻重，有的放矢。不明病因病机，机械套用方证，就如同无头苍蝇，对疾病规律缺乏清晰而深刻的认识，也就难以驾驭这些疑难大病。

病因分类中，首要辨明外感与内伤，两者的发展规律与辨证施治是大不相同的。要辨明外感与内伤，最重要的是**详问病史**，最初起病有无外感，有无居住环境不适等，再结合所见脉证去分析。

其中，绝大部分的慢性疾病是由于外感邪气内陷所致，细分之有两种情况。

（1）误治因素　这在临床上是最常见的。患者本无脏腑虚损的体质，但当机体感受外邪后，因医生失治、误治，导致邪气潜伏甚则内陷，持续损伤脏腑，病变不断进展。如很多慢性呼吸系统疾病，是因当初外感起病后，医生误用止咳药、肃降肺气药等，导致肺气失宣，无法透邪外出。邪气持续损伤脏腑，便渐渐发展为慢性支气管炎、肺气肿等慢性疾病。

（2）体质因素　患者先有脏腑虚损的体质，机体感受外邪后便容易直接内陷。如柯萨奇病毒虽然有嗜心肌性，但是体质尚好者仅得上呼吸道感染，而只有少阴心或厥阴心包有气血阴阳亏损即脏虚者，邪气才会直接内陷而发为心肌炎。

故上述两种情况，均造成了邪气深伏和脏腑虚损，最终成为临床上各种错综复杂的慢性疾病。所以，凡是因外感邪气内陷所致的慢性疾病，治疗上必须遵循六经辨证的原则，因势利导，给邪气以出路。因慢性病都有脏腑的亏损，故应结合脏腑辨证，佐以扶正之品。总之，务必将外邪透尽，疾病才有向愈之机。邪气透尽后，仍遗内伤诸症，再宗内伤论治。

也有一部分慢性疾病是单纯因内伤所致，包括房劳伤肾、劳倦伤脾、饮食不节伤胃、郁怒伤肝……对于这类内伤疾病，无须透邪外出，故以脏腑辨证为主，不宜机械套用六经辨证。

三、分系统论述各类慢性疾病的六经传变规律

（一）慢性呼吸系统疾病

如慢性支气管炎、支气管哮喘、支气管扩张、肺气肿、慢性阻塞性肺疾病（COPD）、肺间质纤维化等。其初起多有外感病史。肺主皮毛、不容外邪，表邪侵袭后肺气必郁，而发为咳喘诸症。此时的咳嗽咽痒等，是机体的正气欲祛邪排痰的反应，医者应因势利导、宣肺透邪，以收邪气去而肺气宣畅、其咳自止之效。

急性外感起病，医者容易妄用以下诸药：

（1）降气止咳药：如紫菀、款冬花等。

（2）润肺止咳药：如川贝母、枇杷叶、雪梨、止咳糖浆等。

（3）收敛镇咳药：如诃子、罂粟壳等。

（4）西药的止咳药、激素等。

若误用这些肃降肺气、收敛止咳之品，短期内可以压制邪气，使咳痰喘等症状得到暂时缓解，但实际上造成了邪气郁伏不去，甚则内陷脏腑为患。轻则病情缠绵不愈，转为慢性咳嗽、慢性咽炎等；重则邪气内陷，炎症慢性化，病情不断进展，转为慢性支气管炎、肺气肿、肺纤维化等。

正确治疗必须以因势利导、外透伏邪为核心。如机体阳气尚充足，邪气羁留三阳，多见慢性咽炎、慢性咳嗽等，则治从三阳，透邪外出；如脏腑已有虚损或迭经误治者，多内陷于三阴，常见"老慢支"、哮喘、肺气肿、肺纤维化等，病情较重，则治从三阴，仍须要因势利导、扶正祛邪。如肺胃阳虚停饮，见咳嗽清稀泡沫痰等，常有小青龙汤证、小青龙加石膏汤证等；如少阴阳气虚，寒邪深陷少阴，见咳喘伴面色黄暗、形寒肢冷、便溏、尺弱等，常有桂枝加附子汤证、麻黄附子甘草汤证等；阳虚水泛突出则常有真武汤证等；若邪热内迫厥阴血分，兼脾胃虚寒而见咳唾脓血、下利不止等，如重症感染性肺炎、支气管扩张等，除温振脾阳、滋养营血外，更应提透内陷血分之热毒外出，常有麻黄升麻汤证。

（二）慢性心血管系统疾病

很多心脏病如心肌炎、风湿性心脏病、扩张型心肌病、感染性心内膜炎、肺动脉高压、肥厚型心肌病等，都是当今的世界疑难大病，如果我们详细问诊，经常能问出患者早期多有上呼吸道感染病史。

中医的心脏，隶属于手少阴心经和手厥阴心包经，如果心脏的阳气或阴血有虚损，再感染外邪后，便容易通过太阳经内传手少阴心经；或由少阳经内传手厥阴心包经，而发为心脏病。

此时之治疗，应视其心脏的阳气或阴血之亏虚程度，因势利导，扶助正气，透邪外出。如伤寒之邪由太阳内传少阴者，宜两解太阳少阴之寒邪，方如桂枝去芍药加附子汤、麻黄附子细辛汤等；如属寒邪直中少阴者，治宜振奋肾阳、祛除外邪，方如四逆汤、白通汤、真武汤等；如外邪由少阳内陷入厥阴者，治宜扶助元气，清透少阳郁热，方如诸柴胡剂；如属外邪内陷厥阴心包者，病机属于厥阴阴虚风火冲逆，兼阳气受损者，治宜寒热并用，敛降风火，兼透发内陷之邪，方如乌梅丸等。

当今心血管系统疾病之治，常有以下误区：

（1）中医论心肌炎，往往多从温病论治，认为本病病机是气阴两虚、邪毒内蕴，治方常选银翘散加生脉饮之类甚至是清营汤加减。这是很有问题的。临床上，心肌炎属于气血不足或心阳不振、风寒邪气内陷者，不在少数，需要根据病人的体质，并结合所见的脉症具体分析。若执于"炎症"一词，滥用清热解毒药，会挫伤心肾阳气，使邪气深伏、持续损伤内脏，由急性炎症转为慢性炎症，并渐渐发展至各种难治的心肌病、心力衰竭等。

（2）外感误治、邪气内陷日久，病情发展至慢性心衰、心肌病的阶段，很多医生既不详问病史，也不细查脉症，仅是盯着目前的症状辨方证而施治。如一见心悸即予生脉饮等，没有遵循邪从外来、必须祛邪外出的原则，虽有局部症状缓解，但无法阻止外邪潜伏后所造成的慢性心肌炎症损伤。

（三）慢性消化系统疾病

1. 慢性胃肠炎

很多慢性胃肠炎的病人，经过仔细追问，往往有急性胃肠炎误治的病史。急性胃肠炎其病邪多从外来，治宜因势利导，给邪气以出路。如兼有太阳表邪未解，下利清稀，大便检查并无异常者，治宜葛根汤逆流挽舟，透邪外出；如属表邪内陷、阳明湿热腹泻者，治宜葛根芩连汤清热燥湿，透邪外出；如外邪已完全内陷入胃肠、湿热中阻者，治宜从胃肠之里论治，方如半夏泻心汤等，以清热燥湿、消除炎症为主。

如果急性胃肠炎，早用或误用以下药物容易闭门留邪：

（1）白术、山药等健脾止泻药：当急性胃肠炎的胃肠湿热较重时，如果过早加入补脾升清的白术等，则既不利于湿热的清除，也不利于胃气和降，容易闭门留邪。

（2）茯苓、薏苡仁等利尿去饮药：当急性胃肠炎兼有中气不足、清气下陷时，如果误加入茯苓等利尿下行的药，会加重清气下陷，不利于脾胃元气的恢复，所以也不宜用。

（3）乌梅、石榴皮等酸敛止泻药：当胃肠湿热性的炎症重时，也不宜加入乌梅、石榴皮等酸涩收敛止泻药。否则必定会闭门留邪，让湿热邪毒无法排尽，从而转为慢性炎症，不能断根。

上述这些药物的早用、误用，均容易导致闭门留邪，使急性炎症慢性化，渐渐发展为慢性胃炎、过敏性结肠炎等复杂疾病。

2. 慢性胆系疾病

慢性胆系疾病如慢性胆囊炎、胆结石等，很多也是急性感染期误治失治所致。如急性胆囊炎起病时，治宜因势利导、祛邪外出。邪气在少阳经，治宜从少阳透邪外出，方如大小柴胡汤等；如邪陷胃肠，湿热阻滞，出现黄疸等，治宜茵陈蒿汤、茵陈五苓散等。

如急性胆囊炎，过用清热解毒药如茵陈、大黄、消炎利胆片、胆石通等，容易凉遏气机、造成邪气深伏不去，还会损伤阳气，免疫力下降，使病邪更难祛除。

正确治疗，还应视其脏腑阴阳的虚损、因势利导、扶正祛邪。如少阳郁火未去，已有脾胃虚寒体质者，则用柴胡桂枝干姜汤透发郁火，兼顾脾胃虚寒；如脾肾阳气虚重，可先予附子汤等温补脾肾阳气后，再予他方透邪外出。

3. 慢性肝脏疾病

慢性肝脏疾病常见有慢性肝炎、肝硬化等。以乙肝为例：乙型肝炎，是乙肝病毒经由血液感染，以免疫功能低下为主的免疫紊乱性肝脏炎症性疾病。从中医的角度讲，是邪毒内伏，正气虚弱，无力祛邪外出，本质属阴证。其核心病邪是湿浊，主要病机是：①脾肾阳气不足，湿浊不化；②湿阻气机，尤以阻滞肝胆气机为主。故其治疗始终围绕祛除湿邪、宣展气机做文章，因势利导、给邪气以出路。

急性肝炎常误用以下几类药：

（1）过用清热解毒药、清热利湿药、抗病毒药，如中药的茵陈、大黄，西药的恩替卡韦等。

（2）长期从少阳论治，如诸柴胡剂等。

（3）使用收敛降酶药如五味子等。

过用第一、二类药，极易伤及自身的阳气，导致免疫力下降，反而使湿邪更难祛除，病情迁延不愈。误用收敛降酶药，短期内指标下降，实际上是将湿毒内敛，闭门留寇，进一步加重了肝脏的损伤。

正确治疗应如下：

（1）肝炎初起，正邪斗争剧烈、临床症状明显时，根据有寒湿或湿热的病机，以六经辨证以主，因势利导、给湿邪以出路。具体实施上，我们根据不同的病机予以不同的祛湿途径：如脾肾阳气不足、湿浊内生，则予以附子汤、真武汤等温阳祛湿；如影响三焦气化，则予以五苓散温阳化气，利尿祛湿；如湿与热合、阻滞胃肠，发为黄疸，则从胃肠论治，予茵陈蒿汤、茵陈五苓散，内排湿浊。

（2）前医过用清热解毒药、收敛降酶药，导致湿邪久羁、脏腑虚损，由急性肝炎发展为慢性肝炎，则本着扶正祛邪的原则，根据脾肾肝的阴阳亏虚，采用扶正为主，以求增强自身的免疫力。仍须因势利导，辅以驱邪抗病毒和疏通之药，祛邪外出。

（3）乙肝后期常有湿浊阻滞气机，渐渐发展至血分瘀阻、肝肾阴虚，朝肝硬化、肝癌发展的转归，故慢性乙肝的后期治疗常须兼用养血活血化瘀的方法。

（四）慢性肾脏系统疾病

慢性肾脏系统疾病如慢性肾炎、肾病综合征、尿毒症等。细究来源，起初多有急性肾小球肾炎的病史。急性肾小球肾炎病变主要为肾毛细血管球的充血、水肿，症见血尿、蛋白尿、浮肿等。中医上讲，肾脏属足少阴经，又因全身血管属厥阴肝所主，且足厥阴肝经行于两侧，故肾脏病变多责之少阴、厥阴。

肾小球肾炎最常见的是链球菌感染，前驱期多有上呼吸道感染的表现，属于外感病范畴。初起从三阳经内陷多见，正确治疗应视其邪气侵袭的部位，因势利导、透邪外出。如从少阳内陷者，见咽痛、发热等上感症状，予小柴胡汤类扶助元气，清透少阳郁热；如从太阳内陷、兼肺经郁热而见水肿等，可参《金匮要略》风水病的治法，予越婢加术附汤类发越水气，透邪外出。

急性肾炎若误用下列药物均可产生不良后果。

（1）大剂量清热利湿、凉血解毒的中药。逆着正气治病的方向治疗，其直接后果是损伤机体阳气，免疫力下降，无力祛邪外出。邪气潜伏不去，炎症慢性化，朝慢性肾炎发展。

（2）西药糖皮质激素。短期内可以迅速压制症状，但是激素相当于中药中最温燥的温阳药，长期应用极易燥伤肝肾真阴，造成肾小血管持续发炎、增生、硬化，病情不断进展。

外感误治，病邪潜伏不去，多会沿"少阳－三焦－厥阴"系统传变，渐由少阳气分到厥阴血分，使肾小球动脉持续发炎、增生，最终导致肾小球动脉的广泛瘀堵；同时邪气还通过三焦内传，引起多脏器病变。由此渐渐发展至慢性肾炎，甚至是尿毒症、多脏器衰竭，最终导致死亡。

所以治疗这类慢性肾炎、尿毒症的核心环节之一，就是要因势利导、祛邪外出，因其得病日久，脏腑多有虚损，病机错综复杂，故必要时需在祛邪外出的基础上，加强辅助内脏功能，扶正祛邪。如兼厥阴血分瘀堵，多合用下瘀血汤、当归芍药散等；如三焦气化不利、水饮内停，多合用五苓散等宣畅三焦；如少阴阳气受损、水饮内生，多合用真武汤等温阳镇水。须时刻遵循六经辨证的宗旨，透邪外出，并照顾到"少阳 – 三焦 – 厥阴"系统的多个环节病变，才可能有向愈之机。

（五）血液系统疾病

血液系统疾病最典型的就是白血病。80% 以上的白血病患者有如下病史：

（1）与装修材料等化学品有较密切的接触。有的是在新家刚装修完就搬进去，有的是在家里制作了新家具、新刷了油漆等。油漆中的有毒气体难以快速挥发散去，所以容易致病。

（2）多有在手机厂、化学制品厂接触各类橡胶的工作经历，或者长期处于化工产品的环境中。

（3）多有长期染头发、染指甲等直接接触疑似有毒化学品的经历。

这些情况都是外来毒邪侵袭机体而出现血分的病变，属外感病范畴。因其化热入里快、伤阴动血快，症见皮下瘀斑、血细胞三系（白细胞系、红细胞系、血小板系）减少、黏膜出血等，为温热毒邪内陷、血分有瘀热。故治疗多从温病论治，在卫气营血辨证的基础上结合六经辨证为妥，仍须因势利导、给邪气以出路。如从少阳内陷者，可合用柴胡剂外透少阳热毒；如血分瘀热重者，可合用栀子豉汤火郁发之，达邪外出。

四、小结

综上所述，临床上大部分错综复杂的慢性疾病，实际上是医生误治出来的，故俗语有言："脏腑如能语，医生面如土。"

所以，张仲景创立的六经辨证体系，其最大的临床意义，不仅仅是为急性外感疾病提供了诊疗思路，也绝不是简单地罗列方药，让后学者抓主证、辨方证以祛疾，而是深刻地揭示了这样一个规律：**无论是急性外感病，还是因失治误治或体质虚损导致的慢性疾病，凡是邪从外来，伏于机体未去者，必须根据其邪气传变特点或气血阴阳虚损的不同，因势利导，给邪气以出路。**

只有深刻地理解到这一点，才能读懂很多无方条文背后的深刻含义，才能从纷繁复杂的抓主症、辨方证中跳将出来，将条文和方证真正地整合成一套治疗主次分明、严谨而不失灵活的六经辨证体系，还原仲景原意。而当明白其核心内涵之后，不仅仅是治疗急性病，对于失治误治、邪气久伏的多种慢性疾病，遣方用药也能做到心中了了，主次轻重分明，即是仲景序言所述："虽未能尽愈诸病，庶可以见病知源。若能寻余所集，思过半矣。"

第二章

千古疑案厥阴病探秘（乌梅丸证）

一、厥阴病的实质

厥阴病篇是历代医家研究《伤寒论》绕不过去的难点，困惑了中医界一千八百多年，成为"千古疑案"。而历代很多医家把厥阴病的研究搞得玄之又玄，脱离了临床实践，虽然能把厥阴病篇的有关条文语义理顺，却解决不了疑难大病的临床治疗。当今许多世界性的疑难大病之所以无法治愈，我认为还是因为大家对厥阴病的病机规律缺乏深刻的认识，导致对这类疑难大病的病理机制无法正确地把握所致。

1. 厥阴系统的组成及功能

人身的厥阴系统，主要由手足厥阴经脉与手足厥阴脏器（心包、肝）构成。

手厥阴心包经，起于胸中，出属心包络，向下穿过膈肌，依次络于上、中、下三焦。其分支一，从胸中分出，向外侧浅出胁部，上至腋窝下，沿上肢内侧中线入肘，出中指桡侧端。分支二，从掌中分出，沿无名指出尺侧端，交于手少阳三焦经。

足厥阴肝经，起于足大趾爪甲后丛毛处，上行小腿内侧中线，在内踝尖上 8 寸处交出足太阴脾经之后，上行过膝内侧，沿大腿内侧中线进入阴毛中，绕阴器，至少腹，入腹腔，挟胃两旁，属肝，络胆。向上穿膈肌，布于胁肋，沿喉咙之后，上入鼻咽，连目系，出于额，与督脉会于颠顶。

足厥阴之脏——肝，涵盖了解剖意义上的肝脏，还管辖着全身的筋膜、韧带系统（肝在体合筋），全身血管系统（肝藏血），三焦系统等，范围极广、功能强大。其主要的生理病理特点有：①肝主疏泄，喜条达而恶抑郁。肝具有维持全身气机疏通畅达的功能，一方面条达本经脏腑气机，完成胆汁分泌、情志调畅、血液运行、女子行经等功能，另一方面连及三焦，有助全身的气机津液正常运行，调节五脏气机。②肝主藏血，肝血除濡养肝脏本身外，还可滋养形体官窍，化生精汁而入胆腑，灌于冲任而为月水，注于乳房而为乳汁，还可涵养肝气、荣养肝魂，是故肝以血为根本。③肝体阴而用阳，以血为体，以气为用。生理上，肝经的阳气需要肝血和肾精来涵养，若肝肾阴虚，则肝气易郁、肝阳易亢、肝风易动，肝经疏泄失司，影响三焦，累及五脏，变生诸症。

手厥阴之脏——心包，包括了解剖意义上的心包膜，与三焦相表里。《内经》言"膻中者，臣使之官，喜乐出焉"，意指心包与情志调畅密切相关。而中医有"心包代心受邪"之说，经虽分二、脏实一原，是以心病既可从手少阴心论治，也可从手厥阴心包论治。针刺心包经治心病已为人所共知，而在方脉中也有这种规律。

张仲景六经辨证体系的厥阴病，虽手足两经俱有，但以论述足厥阴肝经的病变为主，兼论手厥阴心包经的病变。

（关于六经的实质及少阳系统的组成，详见于《余秋平讲〈伤寒论〉之少阳病篇》）

2. 厥阴病的分类

厥阴病，在临床上分外感厥阴病与内伤厥阴病。

外感厥阴病，是指素有肝脏阴血内虚为主之人，感受外邪之后，出现以厥阴肝经病变为主的一类病证。其中，又分厥阴伤寒、厥阴中风、厥阴温病等。

内伤厥阴病，是指由于内伤之因，损伤厥阴肝脏的气血（阴阳），从而导致肝脏功能紊乱的一类病证。

外感厥阴病和内伤厥阴病的发展规律和辨证施治大不相同，上章已有详细解答。故在后续章节中，会分别就相应方证展开论述。

3. 仲景所讲的厥阴病

本章主要论述仲景所讲的厥阴病，主要是厥阴伤寒证。细心研究《伤寒论》就会发现，厥阴病篇放在少阴病篇之后，是大有深意的。

伤寒之邪，最易伤人的阳气。如果是脾阳内虚者，伤寒之邪就容易内陷太阴，损及太阴之脾阳，而发为太阴病。如果素体脾肾阳气均虚者，寒邪伤阳易由脾及肾，寒邪就最易内陷少阴，发病为少阴病。

伤寒之邪内传为少阴病，其转归有三：①阴寒渐盛而少阴阳衰，病情恶化为亡阳之证；②少阴阳气来复，阴寒退去，其病自愈；③阳复太过，阳热燥伤肝肾的真阴，而见虚热之证或者寒热错杂之证。

倘若是既有肝阴亏虚又兼脾肾阳弱体质之人，外感伤寒之邪后，寒邪就有可能乘虚内陷入厥阴经，而发为厥阴病。一方面，寒邪损伤脾肾的阳气，就易见中下焦的虚寒证。另一方面，寒邪内陷入厥阴经，可见厥阴经郁滞之冷痛症；寒邪内陷入厥阴经而郁遏肝经的阳气，导致肝阳郁而化火，肝经风火内郁，冲逆于上，或犯胃乘脾。由于厥阴肝经与厥阴心包经相通，所以不论是心包经还是肝经的病证，统称为厥阴病。

由于厥阴肝脏体阴而用阳。生理上，肝经的阳气，需要肝的阴血和肾的阴精来涵养。如果肾阴或肝阴不足，则肝气易郁、肝阳易亢、肝风易动。当肝阴内虚之人罹患少阴病之时，如果温阳太过，燥伤肝脏的阴血，就极易鼓动肝经的风火，而转为厥阴之病。

因此，临床上有相当一部分的厥阴病，其实是少阴病阳复太过，燥伤肝阴，引动肝经风火所致。

总之，**厥阴病是既有厥阴病肝阴内虚体质，又有少阴病阳虚体质之人，外感伤寒后，出现的一类上热下寒、风火内郁的病证。临床外感厥**

阴病常见四类病证：①上热下寒证；②厥热胜复证；③木克土证；④厥阴经郁火证。这就"千古疑案"厥阴病的实质。

二、厥阴病最易见厥证

仲景把大部分的厥证放在厥阴病篇而不是少阴病篇，是有深意的。为什么外感六经病证之中，厥阴病最容易出现手足厥冷？主要有以下几个原因：

（1）肝主疏泄全身之气机。厥阴病，无论内伤与外感，多易出现肝气内郁，无力调畅全身气机，导致全身阳气易于郁滞。阳气内郁，则气机难以通达于四肢，故易见手足厥冷。

（2）厥阴伤寒证，不仅多有厥阴肝气内郁，还常有脾肾阳虚的体质。脾肾阳虚，无力充养四肢，故也易导致手足厥冷。所以不管是外感厥阴病，还是内伤厥阴病，均易出现手足厥冷证。尤其是厥阴伤寒证，最易见手足厥冷之厥证。

而少阴病，虽然也常有少阴阳气不足，但如果还没有阳虚到无阳以充达四肢，是不会出现手足厥冷的。只有到了少阴阳气大衰，火不生土，累及于太阴，进而出现下利不止，才会见手足厥冷。

内伤杂病之中，也是肝气内郁之人最容易出现手足厥冷。临床上，大多数女性的手足厥冷，并不是因为阳气虚衰，不能温养四肢所致，更多的是因为肝气内郁，导致阳气不能通达于四肢所致的。

三、厥阴病提纲证的解析

●《伤寒论》第 326 条

厥阴之为病，消渴，气上撞心，心中疼热，饥而不欲食，食则吐蛔，下之利不止。

条文解读

这一条是讲外感之厥阴病，以后还会讲到内伤厥阴病，只有把这两部分厥阴病都搞清楚，才能认清厥阴病的全貌。

1. 风火上攻（上热证）

第 326 条的内容，还见于《金匮要略·消渴小便不利淋病脉证并治》篇的第一条。张仲景把"消渴"作为厥阴病的第一个症状提出来，其弦外之音是消渴病（今之糖尿病）和厥阴病存在某种内在的联系。

"消渴"：是指口渴多饮，饮水虽多却不能解渴。消渴的原因很多，其中火甚耗伤津气，或风火相煽而消灼津气，或饮停气化受阻而津气不升等，都可致消渴。古之消渴病，又称"风消病"，即今之糖尿病。厥阴风火鼓动，极易消灼津液，故"消渴"是厥阴病的常见症状，其中包括了糖尿病的口渴多饮。由于厥阴病风火鼓动，多呈阵发性的特点，所以厥阴病的口渴多饮，通常时重时轻。

"心中疼热"：心中热，是因火逆；心中疼痛，多因凝滞。心中疼热，系有厥阴肝经风火郁逆所致。

"气上撞心"：必具阵发性、上冲的特点，火性炎上，肝为风脏，其病多有风性突发之特点，故本症反映有肝经风火上逆的病机。临床上，厥阴风火上逆之轻者，上逆于胃，可见胃胀、泛酸、呃逆、嗳气；其重者，上逆于胸，可见阵发性胸闷、心慌、胸痛、心律失常、失眠；其上逆于咽喉者，可见喉咙发紧灼热疼痛；其上逆于头目者，可见目赤、头昏痛、血压升高等症。

总之，"消渴""心中疼热""气上撞心"皆因肝经风火上攻所致。**其与少阳经的郁火上攻证近似，不同的地方是，厥阴病的风火上攻者，其肝阴亏虚之证明显。**

2. 肝经风火，犯胃乘脾

"饥而不欲食"：胃中嘈杂易饥，似有胃火，实为肝经风火扰胃所致，其脾胃必本虚，故不能食。因为胃热证，多食而善饥。

"食即吐蛔"：食即呕吐，同样也是肝经风火犯胃的结果。胃肠有蛔虫者，其呕吐甚者，易吐蛔。如肠道本无蛔虫者，则只会干呕或呕吐食物。

古人认为，脾阳不足，则肠道虚寒，如兼有肝风乘脾者，则肠道易生蛔虫，所谓"风能生虫"。蛔虫本性趋暖，如有肝经风火犯胃，胃气上逆，则蛔虫易随风火上行。虫入于胃，则"食则吐蛔"；虫入胆道，则蛔厥剧痛。所以**凡有食则吐蛔者，则必有厥阴病的上热下寒之证。**

因肝经风火内郁，常易上下攻冲。如果肝经风火下乘脾土，也可见大便时干时稀或腹痛腹泻等症。

3. 脾肾阳虚（下寒证）

"下之利不止"：不仅是有脾脏虚寒，还有肾阳亏虚的体质。因为如果只有脾胃虚寒的体质，没有别的条件，是不会出现下之利不止的。

其人有"蛔虫"，"饥而不欲食"，也反映了有脾胃虚寒的体质。

四、外感厥阴病的病机特点

一般只有在脾肾阳虚的前提下，风寒外邪才能乘虚内陷，传入三阴经。邪陷太阴，须有太阴脾虚的内因；邪陷少阴经，须有少阴肾虚的内因；同理，邪陷厥阴，必须有厥阴肝虚的内因。

厥阴肝脏体阴而用阳，肝阴易虚，肝气易郁，肝阳易亢。所以风寒外邪内陷入厥阴肝经之后，就易邪郁肝经，出现风火内郁、风火妄动之证。

肝经风火，或内郁阳气，则易见寒热夹杂、厥热往来之证；或风火上攻头目，而见头目火逆之证；或外发于肌肤而见皮肤疾病；或犯胃或乘脾而见消化道诸多病症。

326 条的厥阴病，其实就是肝经风火内郁证，兼太阴少阴的虚寒证，是一个以厥阴肝病为主的三阴合病证。

总之，厥阴病的病机特点是：

（1）肝经风火内郁（上热），或厥热往来，或上热下寒，总以阴虚风火内郁之症多见。

（2）肝经风火上冲，或兼肝郁乘脾犯胃，肝经郁滞之证，所以常有肝脾不调、肝胃不和的消化道症状。

（3）肝经风火证与脾肾虚寒（下寒）并见，所以临床常见上热下寒，似寒似热，寒热难分，虚实兼见之证。

五、327~330条的条文解析

●《伤寒论》第 327 条

厥阴中风，脉微浮为欲愈，不浮为未愈。

条文解读

1. 再谈厥阴病的本质

厥阴病，就是厥阴肝的病。有人说厥阴病是少阴阳虚到了极致，到了阴极生阳的阶段病，我认为这是不准确的。

当太阴的脾阳虚损累及于肾，出现少阴的肾阳虚弱的时候，疾病就发展到了少阴病的阶段。

其中，少阴病肾阳虚甚兼厥阴肝阴内虚，虚风萌动时，其病就容易出现水气泛滥的真武汤证；少阴病肾阳虚甚兼太阴病脾阳虚者，其病就容易出现下利、手足厥冷、休克亡阳的四逆汤证。

如果少阴肾阳虚不显，而厥阴肝阴血亏虚、虚火内伏突出者，伤寒中风之邪，就容易内陷入厥阴经，表现为厥阴病。其中，既包括手厥阴心包经的厥阴病，也包括足厥阴肝经的厥阴病。

2. 厥阴中风证

肝为风脏，风气通肝，所以外风中于人体最易引起肝经的病症。风邪内陷入厥阴肝经的病症，称为厥阴中风证。

由于风邪直中内陷入厥阴肝经，所以其脉多沉弦细。厥阴中风，如果其"脉微浮"，表示内伏入肝经的风邪有外透之机，其肝经郁滞的病症必也不重，故欲愈。如果脉不浮，是风邪仍伏于内，所以为未愈。

所以外感厥阴病，脉偏浮，是邪气外发的好现象；如果沉弦细，是邪气内伏，并无外发，治疗就需要透散外邪，乌梅丸里用桂枝、细辛就是此意。

●《伤寒论》第 328 条

厥阴病，欲解时，从丑至卯上。

条文解读

丑时是凌晨 1 点到 3 点，卯时是凌晨 5 点到 7 点，丑至卯时，都是阴气极而阳气欲升的时间段。此时段，太阳正好在咱们所处的地球位置的背面，而人体的卫阳之气，也正好走入肝经、肺经和大肠经。厥阴肝脏得到卫阳之气的资助，更有能力祛邪外出。同时，卫阳之气由肝走入肺经，厥阴经的阳气内郁，也容易开宣外发，所以病易愈。

●《伤寒论》第 329 条

厥阴病，渴欲饮水者，少少与之愈。

条文解读

厥阴病，有渴欲饮水，却不是消渴，说明体内风火渐息，肝郁有减轻，内陷之邪已外透，所以只需稍稍喝点水，就能阴阳自和而愈。

●《伤寒论》第 330 条

诸四逆厥者，不可下之，虚家亦然。

条文解读

1. 治疗厥阴病要先透邪外出

厥阴病多四肢厥冷。外感厥阴病，几乎都是因外邪内陷入厥阴经，导致阳气内郁，风火因郁而肆虐。所以厥阴病要息风、要降火的前提是——透邪外出。如果邪气外透，则郁火、风火易灭。而下法，只会损伤内脏的阳气，又易让内伏之邪气更难外透，所以厥阴病绝大多数时候，是禁用下法的。当然内虚之人，更不宜攻下伤正气。

2. 论阳气虚与阳气郁

少阴病的手足厥冷，是因为心肾的阳气太虚弱了，阳虚到不足以温养四肢所致。

肝主疏泄，肝能调节全身阳气的运行和分配。一旦厥阴肝脏因为任何原因出现了肝气内郁，就都会影响阳气通行于四肢，从而导致四肢厥冷。

因此，厥阴病更容易出现四肢厥冷，反而是少阴病不一定会出现手足厥冷。如果既有厥阴的阳气郁，还有少阴的阳气虚，那就十分容易出现手足厥冷。

临床上，阳气郁比较容易出现厥冷，阳气虚则需要阳虚到比较严重的程度，才会出现厥冷。

六、乌梅丸的病机证治

●《伤寒论》第338条

伤寒脉微而厥，至七八日肤冷，其人躁无暂安时者，此为脏厥，非蛔厥也。蛔厥者，其人当吐蛔。今病者静，而复时烦者，此为脏寒，蛔上入其膈，故烦，须臾复止，得食而呕，又烦者，蛔闻食臭出，其人常自吐蛔。蛔厥者，乌梅丸主之。又主久利。

乌梅丸方

乌梅三百枚　当归四两　黄连十六两　黄柏六两　细辛六两　桂枝六两（去皮）　附子六两（炮，去皮）　干姜十两　人参六两　蜀椒四两（出汗）

上十味，异捣筛，合治之，以苦酒渍乌梅一宿，去核，蒸之五斗米下，饭熟捣成泥，和药令相得，内臼中，与蜜杵二千下，丸如梧桐子大。先食后饮服十丸，日三服，稍加至二十丸。禁生冷滑物臭食等。

条文解读

1.脏厥病的病症特点

外感寒邪，起病之初，就出现了脉微和手足厥冷，病近一周，不仅手脚厥冷，甚至有全身肤冷、胸腹发凉，这是全身阳气大虚的表现。还出现了其人躁动不安、语言喋喋不休、失眠等躁动之象，这是阳气大虚，虚阳欲脱的危象。

平时也有一些人容易躁动不安，说起话来亢奋难以停下来，这也是虚阳不潜的表现。但阳虚不重，还没有到阳气要亡脱的程度，只是时有躁动，易于躁动而已，还是能安定下来，并非"躁无暂安时"。

"其人躁无暂安时"，是**阳气大虚，阴寒内盛，虚阳浮越欲脱**的危险征兆，这是五脏的阳气已经耗尽了的表现，此为脏厥。此"厥"字，是"尽"的意思。张仲景认为这种情况已经无药可救了，所以并未出方治疗。那我们今天遇到这种脏厥病怎么治疗呢？以我的经验，必须用**茯苓四逆汤加龙骨、牡蛎、山萸肉急煎内服**，或有可救。

2. 蛔厥证的病症特点

"蛔厥者，其人当吐蛔""其人常自吐蛔"：强调病人有吐蛔史，故必有厥阴病的上热下寒的体质。

"静而复时烦"：因为有脾肾阳气不足的体质，所以平时懒动喜静。

蛔虫上逆，扰动故"时烦"。这种"烦"的特点是"静而时烦，须臾复止"，"得食呕又烦"。多在进食的时候，常有片刻的心烦、作呕，所以病人会突然停下来，不愿意进食，等心烦作呕有好转后，才又正常进食。

蛔虫之所以会上扰，是因为下寒（肠道虚寒）而上热（胆热胃热），复加肝经风火犯胃，火逆于上，则肠道更加虚寒。而蛔虫本性喜暖避寒，闻食物香气易动，所以"得食而呕又烦，蛔闻食臭出"。蛔虫上逆于胃，可吐蛔，蛔虫钻入胆道，则胆道痉挛剧痛，手足厥冷，冷汗淋漓，蛔厥发作。

所以蛔厥病，也具有厥阴病上热下寒，肝经风火犯胃的病机。

3. 乌梅丸证的病机要点

乌梅丸证的病机要点主要有以下几点：

（1）有中下焦的虚寒证（脾肾阳虚证）。故病者平时喜静，还可能会有腹部怕冷甚至四肢冷，进食寒冷饮食则易腹泻腹胀或腹痛等脾肾阳虚的下寒表现。

（2）有肝经风火上攻犯胃的病症（上热证）。肝经风火上扰，故病人时烦，肝经风火犯胃，时或吐蛔，得食易发呕吐时烦。

（3）有肝阴亏虚，风火易动的体质。

在这三点之中，以**肝阴虚而风火妄动**为基本特点。如果**肝风犯胃**，则易见呕吐、反酸烧心、胃胀胃痛，甚至不想吃东西；如果**肝风乘脾**，则易见腹痛腹泻；如果**风火上攻**，则易见眼睛红肿、头痛、耳鸣、失眠、口腔溃疡等症。因为有**肝阴不足**的病机，所以常见月经量少、抽筋、面色黄、眼睛干涩、易有左侧肢体的病变等见症。

值得注意的是，厥阴经有肝阴内虚之证，是其内因；**外邪内陷，寒邪郁遏厥阴的阳气，是导致肝气内郁，风火妄动的外因。**当然如果没有脾肾阳虚的体质，肝经风火，就不可能犯胃乘脾。

所以只要符合上述厥阴病的病机特点，不分是什么疾病，都可以用乌梅丸治疗。由于厥阴病包括心包和肝经，所以有的人是以心包经的病症为主，有的人是以肝经的病症为主，但都可以应用乌梅丸来治疗。

七、乌梅丸的方解

方名叫乌梅丸，乌梅是主药，性平，味极其酸，入肝经，养肝阴，最善敛降肝经的虚风虚火，以养为泻。用苦酒（醋）浸泡乌梅取肉，醋味之酸，有加强乌梅养肝息风、敛降风火的作用。乌梅放在米下蒸熟，能吸收米气以养胃。

蜂蜜为丸，既能养脾胃，还能缓肝之急。乌梅丸中辛燥之药太多了，容易伤脾胃，易燥伤肝的阴血，味道苦辣酸太过，用蜜丸就能避免以上诸多弊端。

肝经风火上冲，症见"消渴、气上撞心、心中疼热"，上热较重，故重用黄连以泻上焦之火。肝经的风火，为外邪激发后，常挟下焦的相火上冲，故加黄柏以泻上冲之相火，引火而归原，使其安于下焦。

黄芩专泻肝胆之实火，且太过苦寒，一不利于脾肾虚寒者，二也不适于肝经的虚火之证。所以对于厥阴病的虚火证，不宜用黄芩。黄连和黄柏虽然也苦寒，清热燥湿止泻，却不像黄芩那样大苦大寒，故可与附子干姜等配合，用于脾肾阳虚兼肝经风火之证者。

外感厥阴病，因为还有脾肾虚寒之证，故用人参配干姜、蜀椒温补脾胃；用附子温补肾阳；用蜀椒温中散寒之外，还能杀蛔虫。如此合而温补脾肾之阳。

厥阴经风火内郁，一是因肝阴亏虚，虚风虚火易于妄动，故重用乌梅、醋、当归，滋阴养血，敛降风火；二是因有风寒之邪郁遏肝气所致，故用桂枝、细辛，辛温透散风寒之邪，"火郁发之"，故有疏肝解郁的作用。

八、再谈厥阴病的分类

以上所述，仅是伤寒之厥阴病，治宜乌梅丸原方。

临床上，厥阴病可分为外感厥阴病和内伤厥阴病两大类。

外感之厥阴病，又可分为厥阴伤寒、厥阴中风以及厥阴温病、厥阴湿温等。由于感受的外邪不同，其病因病机特点也必然有所不同，其所治之方药，也必须随之而加减，切不可千篇一律都用乌梅丸治疗。

内伤之厥阴病因情志致病者，病机有以血虚肝气郁结为主的，有气郁痰结为主的，有肝郁化火为主的，也有肝郁化火兼脾肾虚寒的，其治疗也须根据病因病机而择方选药。

总之，无论是外感之厥阴病，还是内伤之厥阴病，如果其病机都具有肝阴血不足、肝经风火内郁以及脾肾阳虚的体质，三者皆满足就均宜主以乌梅丸加减治疗。

九、乌梅丸的灵活化裁

厥阴病的范围极广，治疗上我们应根据病史，脉证合参，立足病机，灵活施治。乌梅丸证原有外寒乘虚内陷郁闭厥阴风火的病机，故治用细辛、桂枝透散寒邪。若非伤寒起病者，则当去桂枝、细辛；若脾肾阳虚不重者，椒、姜、附亦应酌情减量。若不分病因而统用乌梅丸原方，容易燥伤阴血，反而加重风火内攻的病症。早年我执原方治疗厥阴病，在这方面有过很多的教训，请务必留意于此！

1. 外感厥阴病符合乌梅丸证者

（1）伤寒起病者，乌梅丸原方效佳。

（2）中风起病者，阴虚风动见症明显，应去桂枝、细辛，改以荆芥、防风、僵蚕、蝉蜕等性平散风之品，并可酌减椒、姜、附之用量。

（3）感受风热起病者，必须去桂枝、细辛，易以金银花、连翘、桑叶、菊花等辛凉散风热之品，并酌减椒姜附之用量。

（4）感受温热邪毒起病者，阴虚风火更重，不仅应去桂枝、细辛，还应去椒、姜、附等辛热药，并加入养阴息风清热药如增液汤等，可以适当合入疏散风火药如升降散等。《温病条辨》中的连梅汤，即是治疗外感温热厥阴病的代表方。

（5）感受湿温起病者，应去桂枝、细辛，酌情合入治疗湿温之方。如湿热中阻，参入半夏泻心汤之意，方如椒梅汤。

2. 内伤厥阴病符合乌梅丸证者

（1）情志起病，肝气郁滞者，也应去桂枝、细辛，并选加柴胡、薄荷、郁金等疏肝解郁之品。

（2）兼血分有瘀者，可合入桂枝茯苓丸、下瘀血汤，或三棱、莪术等化瘀之品。兼络脉瘀阻者，加旋覆花以通络。

（3）有滥用艾灸、补品史及思虑过度者，多有肝血亏虚、血虚郁火的病症，如脉细、舌淡、面色少华、足抽筋、肢体麻、眠差多梦、月经量少等，应去桂枝、细辛，减椒、姜、附等温燥之品，并适当合入四物汤、酸枣仁汤等。

（4）因房事不节、熬夜耗神者，多有肝肾阴虚、虚火上升的病症，如脉细滑数、舌红少苔、两颧浮红、五心烦热、盗汗、眵多昏花等，也应去温燥之品，并适当加入枸杞子、菊花、生地黄、玄参等滋养肝肾、清降虚火之品，或配服杞菊地黄丸、明目地黄丸等。

（5）兼嗜食肥甘、积热生痰者，应去温燥之品，并合入小陷胸汤、保和丸等解决中焦郁堵。

按语： 患厥阴病者，多有厥阴阴虚之体。肝为将军之官，性喜条达，而恶抑郁。肝阴内虚之体，肝气易郁，肝阳易亢，如果复为风寒郁遏，则易形成肝经风火郁逆，风火肆虐之证。所以有风寒郁滞者，必加用桂枝、细辛，以外散风寒之邪，意在火郁发之。待肝经风火郁逆好转后，又必须撤除桂枝、细辛不用，因为素体肝阴亏虚是其本质。

十、医案举隅

医案一：高血压、焦虑症

孙某，女，57岁。顽固性高血压10余年，焦虑症多年。自诉近几年来白天时常身体厥冷，手足冰冷，左侧颈肩腰背尤其怕寒，受寒后易疼痛，夜间又烦热盗汗，心烦失眠。长期心情抑郁，左侧脑时有昏胀痛，左侧肩部上抬困难，头面易汗出，两颊暗红，口干口苦，口渴时有，血压高，难以下降。胃纳尚可，腹部怕冷，常喜温按，大便时稀时干，尿黄，常有尿路感染，指甲竖纹多。查看前面诸多中医名家多疏肝滋阴清热法治疗，不仅无效，反见腹痛腹泻，故每当医生处方时，必反复强调，只能开药一两剂试试，平稳后才敢继续服药。

脉诊：左脉沉弦细滑，右脉弦细弱。

望诊：舌淡红，胖大，苔薄白腻，舌下可。

腹诊：左腹部拘急，无压痛。

辨证分析：

（1）左脉细，左肩上抬困难，指甲竖纹多，夜间盗汗烦热失眠，是肝阴虚有热。

（2）左脉弦滑，口干苦，时头昏脑涨，血压高，为肝郁化火，风火上攻。

（3）白天身体厥冷，手足冰冷，左侧颈肩腰背尤其怕寒，受寒后易疼痛，左脉弦沉，为寒邪深伏于厥阴经，导致了肝气内郁，阳气不能通达于外。

（4）一派阴虚郁热之证，用疏肝滋阴清热药，反见腹泻腹痛，腹部怕冷，大便时溏稀，舌苔胖大，舌苔白腻，右脉弦细弱，是脾肾阳气也虚。

总结：属厥阴病，肝阴亏虚，风火内郁，寒伏肝经，脾肾阳虚。

拟方：乌梅丸。

乌梅 15g	当归 6g	黄连 8g	黄柏 3g
细辛 3g	桂枝 3g	炮附片 10g	干姜 5g
党参 5g	蜀椒 2g	醋 5mL（另兑入煎好的药汁中）	

1剂，水煎服，分3次，饭后温服。1剂症减，再续方5剂诸症再减。

二诊：已无明显寒热之症见，口苦、心烦、失眠显著好转，头部汗出及夜间盗汗也好转。左脉弦细，右脉弦偏弱，时有胃胀泛酸，大便溏稀。

拟方： 桂枝加芍药附子汤合左金丸加当归、乌梅。

桂枝 3g	白芍 6g	生姜 3g	炙甘草 2g
大枣 10g	黄连 3g	乌梅 15g	当归 10g
炮附片 6g	吴茱萸 1g		

5 剂，水煎服，日 1 剂，分 2 次服。

结果： 诸症好转。

医案二：高血压

孙某，女性，65 岁。头晕头痛，左胁肋痛，劳累或睡眠不足时尤甚，晚间或受凉时腿部抽痛，血压高，一般为 170/90mmHg 左右，服用降压药效果不显，经常口干口苦，眼部干涩，服清火降压药易腹痛腹泻，时潮热汗出，下肢发凉。

脉诊： 左脉弦细，左关弦细滑明显；右脉浮弦有力，沉取芤迟弱。

望诊： 舌红，苔白腻。

腹诊： 右胁叩痛，下腹部轻压痛。

辨证分析：

（1）左脉弦细，左关弦细滑，头晕头痛，左胁肋痛，劳累或睡眠不足时血压升高明显，血压高，口干口苦，眼部干涩，时潮热汗出，均为肝阴亏虚，肝阳上亢，风火内郁。

（2）右脉浮弦有力，沉取有芤迟弱，服清火降压药后易腹痛腹泻，下肢发凉，是脾肾阳虚。

（3）晚间或受凉时腿部抽痛，左关弦细，肝血不足，或兼外寒内郁肝经。

拟方： 乌梅丸加减。

乌梅 15g	当归 10g	枸杞子 30g	菊花 10g
黄连 6g	黄柏 3g	桂枝 2g	细辛 2g
炮附片 10g	干姜 5g	党参 5g	花椒 2g

7 剂，水煎服，日 1 剂，分 2 次服。

二诊： 服上方 7 天后上述症状明显好转，血压降至 150/80mmHg，腿部抽痛消失，下肢怕冷明显减轻，眼干涩好转，左关脉弦象减轻，此是寒邪郁滞肝经减轻。守上方去细辛、桂枝、花椒加减。

拟方： 乌梅丸加减。

乌梅 15g	当归 10g	枸杞子 30g	菊花 10g
黄连 2g	黄柏 2g	炮附片 10g	干姜 5g
党参 5g	郁金 10g	益母草 15g	

7 剂，日 1 剂，分 2 次服。

结果： 服后 3 周，血压降至 130/75mmHg，余症基本消失。

医案三：慢性结肠炎

余某，男，60 岁。慢性结肠炎病史 10 余年，反复出现腹泻与便秘交替发作，怕吃凉性食物，食则腹泻，腹泻中夹有黄白色黏液，食热性东西也腹泻。腹泻之后易出现便秘，1～2 周之后，则又出现腹泻，常下肢凉，左侧少腹痛，腿抽筋，口干苦，脉左弦细有力，右弦迟弱。

辨证分析：

（1）左侧少腹痛，腿抽筋，口干口苦，左脉细，为肝血不足，肝经风火上扰。弦为病在肝经，脉有力是有火的表现。

（2）怕吃凉东西，下肢凉，右弦迟弱，为脾肾阳虚。

（3）大便中有白黄黏冻，为有湿热之象。大便时稀是寒，大便时干结是热。所以大便时干时稀，就是有寒热夹杂证。

综上，辨证为肝阴亏虚，肝郁伏火，兼脾肾虚寒。

拟方： 乌梅丸。

乌梅 20g	当归 6g	黄连 6g	黄柏 3g
细辛 2g	桂枝 2g	炮附片 10g	干姜 5g
党参 5g	蜀椒 2g	三七 1g	

5 剂，水煎服，分 3 次，饭后温服。

结果： 上方 5 剂诸症均减，嘱前方再服 15 剂，电话告知诸症大减。嘱以此方做丸剂继续服药三月，每日 2 次，每次 3 克。随访多年未复发。

医案四：慢性胃肠炎

谭某，男，45 岁。胃不适多年，嘈杂，伴两胁胀痛，头痛头晕，恶心，纳差，大便先硬后溏，口干苦，口渴多饮，饮后胃部不适，右脉沉弦而滑软，左脉沉细弦。

辨证分析：

（1）左脉沉细弦，口干苦，口渴多饮，头痛头晕，两胁胀痛，为厥阴阴虚风火内郁。胃中嘈杂，恶心纳差为厥阴肝郁犯胃。

（2）右脉沉弦，饮后胃部不适，大便先硬后溏，为脾阳不足。

拟方： 乌梅丸合左金丸。

结果： 服 14 剂后胃部症状消除。

医案五：三叉神经痛

某女，42 岁。三叉神经痛 4 年半。面色晦暗，右侧三叉神经剧痛，常服止痛片难以缓解。服辛温药易上火，头痛反而加重，并出现口干口苦，失眠多烦，或大便干结；服清火药则大便稀溏。月经量少，有块，颜色暗，经前乳房胀痛突出。

脉诊：左关脉弦有力，右脉弦细。

望诊：舌质淡暗、发黑，苔薄白而稍偏润。

辨证分析：

（1）左关脉弦有力，右侧三叉神经剧痛，服止痛片难以缓解，服辛温药头痛加重，口干口苦，经前乳房胀痛，为厥阴风火内郁。

（2）月经量少，失眠心烦，为肝阴血不足。

（3）右脉弦细，面色晦暗，舌质淡暗，苔薄白而偏润，服清火药则大便稀溏，此为太阴少阴阳气不足。

（4）月经色暗，有血块为瘀血阻滞。

拟方：乌梅丸与当归四逆汤，隔日一方，交替服用。

方一：乌梅丸加川芎。

乌梅 15g	当归 10g	黄连 6g	黄柏 3g
桂枝 2g	细辛 2g	炮附片 10g	干姜 5g
党参 5g	花椒 2g	川芎 6g	

方二：当归四逆汤加吴茱萸生姜。

当归 15g	桂枝 10g	白芍 10g	生姜 15g
大枣 30g	炙甘草 6g	细辛 6g	通草 6g
吴茱萸 10g			

结果：1周显效，已不用止痛药，面部已觉松轻。治疗1个月，痛感等诸症消失，面部颜色较为正常。唯余舌质偏暗，劳累后略有头部不适。善后予以当归四逆汤调理而愈。

医案六：慢性前列腺炎

于某，男，47岁。长期小腹痛胀，尿后热痛如淋，头时晕痛，左侧肩胛时痛，口渴口苦。长期服消炎药，初期有效，再服不仅无效，反而出现胁痛，面色黄暗，大便溏稀不畅。舌稍红，脉弦而无力。

辨证分析：肝阴虚而郁，相火下迫，兼脾肾阳虚。

拟方：乌梅丸。

结果：15 剂症状消失，随访多次，未见大发作。

医案七：多发性骨髓瘤合并白血病、肾病综合征

刘某，男，66 岁。多发性骨髓瘤合并白血病、肾病综合征、贫血等半年，已经化疗一个疗程，灌肠后出现严重的呕吐、腹泻，被迫停止治疗 10 余天。4 个月前曾有发热伴肾病综合征、贫血等多系统损害病史。刻下：面色苍黄多皱纹，目珠黄浊，消瘦，气短，乏力，纳呆，口淡乏味，食后胃胀闷，腹泻有白稠黏冻，其气腥，畏寒怕冷，下肢水肿，腰部带脉处拘束感，口干苦夜甚，性急善怒，手抖眠差，体力劳动后有左侧少腹疼痛。舌光嫩红，无苔干燥。两脉寸沉弱，关尺细弦数。

辨证分析：

（1）右脉关尺细弦，面色苍黄，目珠黄浊，腹泻腥气白稠黏冻，畏寒怕冷，下肢水肿，为脾肾阳气不足。

（2）左脉关细弦而数，消瘦，体力劳动后左侧少腹疼痛，舌光嫩红，无苔干燥，为肝阴虚而虚火内郁。

（3）口淡乏味，纳呆，为脾气虚有湿。

（4）两寸沉弱，乏力气短，舌光嫩红，无苔干燥，为心肺气阴不足。

拟方：

方一：乌梅丸加百部以治本。

乌梅 20g	黄连 16g	黄柏 6g	干姜 10g
当归 6g	红参 10g	细辛 6g	桂枝 6g
炮附子 6g	川椒 6g	百部 30g	

方二：参苓白术散加生脉饮以治标（因吐泻过度，导致肺脾气阴两虚）。

红参 10g	麦冬 10g	五味子 10g	黄芪 30g
山药 30g	沙参 10g	薏苡仁 30g	扁豆 15g
茯苓 15g	莲子肉 15g	白术 10g	枳实 15g
陈皮 5g	砂仁 3g		

结果：两方交替服用至 9 剂诸症大减，12 剂其病愈，随访多年未再发。

医案八：风湿性关节炎案

刘某，女，73 岁。2013 年 6 月就诊。自幼体弱多病，居处及工作环境寒冷潮湿，至 50 岁左右开始出现腰腿痛，并逐渐出现脚痛，以上情况逐年加重。刻下：腰痛甚，双臀连及下肢无处不痛，痛位游走不定，痛在肌肉及筋脉处。平素小腹冷甚，双腿凉甚，怕冷甚。全身拘急感，喜拉伸身体，每夜用力抻腿，或敲打揉按，能稍暂缓。自觉口苦，口鼻冒火。该患曾用温补肾阳药及止痛药，初时腰痛稍有好转，继则烦躁不安，无法继续用药。

脉诊：左关弦细，双尺沉弱。

望诊：舌淡红，舌体胖大，有齿痕，苔薄白而润。

辨证分析：

（1）筋脉拘急，左关弦细，为肝阴虚。

（2）口苦，口鼻冒火，服温补药后烦躁不安，为肝经郁火。

（3）右尺脉沉弱，舌淡红，舌体胖大，有齿痕，苔薄白而润，平素小腹冷甚，双腿凉甚，怕冷甚，服温补肾阳药能稍好转，为肾阳虚，寒象明显。

拟方：乌梅丸加减。

乌梅 50g	白芍 50g	炙甘草 10g	黄柏 6g
黄连 6g	炮附子 15g	当归 15g	细辛 9g
杜仲 12g	牛膝 12g	枸杞子 30g	苍术 12g

乌梅加米醋浸泡后去核，连醋同煮。日 1 剂，水煎服。

结果：服药 2 个月后，唯有活动时右侧膝关节稍痛外，余无不适，病近愈。嘱继服以巩固疗效。

医案九：冠心病

何某，女，53 岁。2013 年 5 月 2 日就诊。口干口苦，心慌，偶感心痛。失眠。自觉舌发热、麻木。手麻木，手心发痒。怕冷，下肢为甚。有冠心病史多年，中西医久治不愈。

脉诊：左脉沉细弦涩；右脉关沉弦细弱，寸沉细滑，尺沉弱。

望诊：患者面黄，形体偏胖。舌红苔薄黄，舌下瘀，舌发颤。

辨证分析：

（1）左脉沉细弦涩，舌红，手麻木，口干口苦，心慌心痛，失眠，舌发热、麻木，手心发痒，舌发颤等为厥阴阴血不足，风火内郁。

（2）右脉关尺沉细弱，面黄，怕冷下肢甚，为脾肾阳气不足。

拟方：乌梅丸加减。

乌梅 50g（醋泡去核）	桂枝 6g	花椒 4g
干姜 10g	细辛 6g	黄连 16g	黄柏 6g
黑附子 15g	当归 10g	党参 10g	三七 6g

7 剂，日 1 剂，水煎服，分 2 次服。

结果：5 剂后，上述诸症基本消除，下肢发凉仍有，嘱上方黄连减量为 10g 继续服用 1 周。再诊时，患者未诉不适，上方除乌梅、当归、党参外均减半量，继续服用 1 周以巩固。

医案十：胃炎

陶某，女，56 岁。2013 年 5 月 4 日就诊。

病史：有子宫肌瘤史。

问诊：胃胀胃痛，反酸，口干口苦或发酸。咽喉常感梗塞不舒。眼干涩，视物模糊，头痛。平时性格急躁易怒，易上火。胁肋肩胛痛。右手皮肤干燥，下肢麻木抽筋。怕冷。大便溏臭，矢气多。

脉诊：左脉细弦滑；右脉关浮弦细滑，尺沉弱。

望诊：舌光滑无苔。

辨证分析：

（1）左脉细，舌光滑无苔，眼干涩，视物模糊，胁肋肩胛痛，右手皮肤干燥，下肢麻木抽筋，为肝阴血不足。

（2）左脉弦滑，平素易上火，口干苦，咽喉梗塞不适，头痛，性急易怒，矢气多，为厥阴风火内郁。

（3）右脉浮滑，胃胀胃痛，反酸，为肝气犯胃。

（4）右脉关弦细，尺沉弱，怕冷，大便溏，为脾肾阳虚。

拟方：乌梅丸加减。

乌梅 30g	桂枝 6g	花椒 4g	干姜 10g
细辛 6g	黄连 16g	黄柏 6g	黑附子 6g
当归 10g	党参 10g	炙甘草 6g	

5 剂，日 1 剂，水煎服。

结果：服后其女儿电话告知，诸症已经消除。后自行续服前方半个月，除了有时口干外，没有不适。嘱再服逍遥丸以巩固，平时每日泡枸杞子 30g 作茶饮。

医案十一：肺动脉高压、冠心病

任某，女，78岁。2018年3月10日初诊。

病史：（1）慢性支气管炎；（2）冠心病；（3）双侧胸腔积液；（4）食管裂孔疝；（5）腋下、腹股沟淋巴结肿大；（6）双下肢淋巴管水肿；（7）左眼白内障，听力下降；（8）三尖瓣重度关闭不全，大量反流（右心室大量积血，右心房与右心室的压差增大）；（9）肺动脉高压（52mmHg，予硝酸甘油、钙离子拮抗剂扩血管治疗）。

问诊：患者前几年受外伤后，不久右脸塌陷、肌肉萎缩，今年出现下肢肿胀，随按随起，水肿处红肿发热发硬，外观为"象皮腿"。2018年3月10日因"双下肢严重水肿"前来就诊，病人前后用过真武汤、五苓散等温阳利水剂；桂枝茯苓丸、当归芍药散等活血养血利水剂；又服实脾饮、鸡鸣散等诸多方药。均改善不明显。后西医使用利尿剂2周，水肿渐消，但病人极其虚弱。刻下：右脸仍塌陷严重，肌肉萎缩，脚肿轻，脚部皮肤仍发红发硬。极其乏力，步行两步即气短气喘，数日前在家里摔倒，左脸淤青肿胀。左眼云翳，已失明。长期失眠，大便偏稀，小便无力，淋漓不尽。精神极度萎靡，内心绝望。

脉诊：右关弦滑数疣，尺沉细弦弱，寸沉细弦弱；左关弦滑数，尺沉弦滑偏数，寸沉弦细。

望诊：人极其干瘦，面㿠白，发白。舌边瘀，舌下瘀，舌淡暗，胖大润。

腹诊：右胁叩痛，右腰叩痛，少腹拘急。

辨证分析：

（1）双下肢淋巴管水肿，淋巴结肿大，胸腔积液，舌胖大而润，为三焦不利，水饮内停。

（2）左关脉弦滑数，发白，人极消瘦，右胁叩痛，右腰叩痛，脚红肿发热，郁闷，失眠，左眼白内障，听力下降，为肝阴虚，肝经风火内郁。

（3）外伤病史，冠心病，肺动脉高压，右心室积血，左关弦，舌下瘀重，右脸肌肉萎缩，左脸淤青，少腹拘急，失眠，为厥阴肝经、心包经血分瘀堵。

（4）慢性支气管炎，冠心病，三尖瓣反流，右关弦，右寸尺弱，面白，舌淡暗润，乏力甚，易喘息，大便偏稀，小便无力，淋漓不尽，为脾肾阳气虚。

总结：肝阴血不足，风火内动，上下攻窜；厥阴肝与心包血分瘀堵、血不利则为水，脾肾阳气不足、气化无力，两者共同导致了三焦不利，水饮内停。

反思：前诊多盯着水肿论治，或从温阳，或从活血，没有从整体病机考虑。患者的症状错综复杂，多系统病变，属厥阴病范畴；既有厥阴血分瘀堵，还有肝经风火内郁，又有脾肾阳气虚，症状似阴似阳，呈现虚实寒热错杂之势。治宜从整体病机入手，方用乌梅丸开解风火内郁，振奋脾肾阳气，同时合桂枝茯苓丸解决血分瘀堵，水饮内停的病机。

拟方：乌梅丸合桂枝茯苓丸。

乌梅 30g	当归 2g	桂枝 3g	干姜 5g
党参 3g	川椒 2g	细辛 3g	炮附片 3g
黄连 8g	黄柏 3g	茯苓 3g	牡丹皮 3g
白芍 3g			

7剂，水煎服，日1剂，分2次服。

结果：服上方后诸症明显好转，基础状态明显改观，生活质量提高，患者精神大为振奋。续以前方进退。

医案十二：失眠、高血压、高血脂

李某，男，54岁。

病史：（1）失眠几十年，长期依赖安眠药；（2）高血压；（3）高尿酸血症；（4）高血脂；（5）颈椎病。

问诊：神疲乏力，失眠，难以入睡，眠浅，夜2～3点易醒，多梦，若睡眠不足后易心慌、心悸，夜晚又怕热盗汗，汗出怕风，夜间磨牙。工作压力大，心烦易怒。进补容易上火。头昏，后背痒。左侧颈肩不适，舌麻舌痛，右手指手臂麻，左脚麻，受凉则肢体麻木疼痛加重，常腰背酸痛，腰部怕凉。饮冷胃不适、易腹泻，食辛辣易腹泻，晨起大便2～3次，常溏稀，时喷臭。小便黄，有气味。咽部常有白痰，嗳气多。

脉诊：左脉浮弦滑芤软；右脉关弦，尺芤软。

望诊：面色暗黄，两颊红润，面部四周和背部黑斑疣多，两胁部暗斑疣多。指甲竖纹多。舌系带短难以上抬，舌红，边有齿痕，苔黄厚腻。

腹诊：腰背喜叩，腹部拘急有抵抗感。

辨证分析：

（1）左脉芤软，舌系带短难以上抬，指甲竖纹多，腹部拘急有抵抗感，眠浅多梦，左侧颈肩不适，舌麻舌痛，右手指手臂麻，左脚麻，腰背酸痛喜叩，为阴血虚失养。

（2）左脉浮弦滑，两颊红润，舌红苔黄，难以入睡，夜2～3点易醒，口干苦，进补易上火，头昏，后背痒，眠差易心慌、心悸，夜晚怕热盗汗，汗出怕风，受凉则肢体麻木疼痛加重，小便黄、有气味，为风火内郁。

（3）食辛辣易腹泻，常咽部有白痰，嗳气，易烦躁，夜间磨牙，大便时喷臭，为风火犯胃。

（4）右关弦，尺芤软，面色暗黄，多处暗斑疣，舌边有齿痕，苔厚腻，神疲乏力，饮冷胃不适、易腹泻，便溏，腰部怕凉，为脾肾阳虚。

拟方：乌梅丸。

结果：服药后睡眠好转明显，余症皆有好转。

附：其他名家乌梅丸验案

一、权依经医案：肝炎、颠顶痛

莫某，男，48岁。1978年10月16日初诊。半年来自感头顶疼痛，伴有视物模糊，劳累后加重，手足心发热，烦躁易怒。有慢性肝炎史，近月来肝功已转正常。舌质暗，苔薄白，脉弦细。

乌梅15g	黄柏3g	黄连8g	干姜4.5g
党参3g	桂枝3g	川椒2g	细辛3g
附子3g	当归2g		

3剂，水煎服，分2次服。

二诊： 服上药后，自感头痛减轻，但视物仍模糊。舌质暗，苔薄白，脉弦细。续服上方3剂。

三诊： 服药后颠顶已不痛，视力也大为好转，自感头脑较前清爽。继用上方3剂善后。

按语： 左脉弦细，有肝炎病史，头顶疼痛，伴有视物模糊，劳累后加重，手足心发热，烦躁易怒，为肝阴亏虚，风火上攻。舌质暗，苔薄白，右脉弦细，慢性病程，为脾肾阳虚。拟方应用乌梅汤。

二、权依经医案：厥阴病危重证

魏，男，14岁，感冒后继发神志不清，时喊胃痛伴四肢冷厥，唇口青紫，舌暗，苔黑而燥，脉似有似无。

辨为厥阴病，阳衰而阴盛，兼相火内郁。

予乌梅丸9g，一次转清醒，并泻出黑便一次，手足转温，口唇转红，但自觉气短、咳黄痰量多，舌暗，黑苔退，脉细稍数，转方与竹叶石膏汤一剂愈。

附：权依经应用乌梅丸的经验

（1）颠顶痛，伴肝阴不足，虚火上升者。

（2）偏头痛呈发作性，时久难愈者。

（3）脑震荡头痛伴烦躁时作者。

（4）高血压伴舒张压升高突出，属肝阴不足，肝阳上亢，兼阳虚症候者。

（5）眼赤疼痛，呈反复发作者。

（6）咽干痛伴咽后壁色垢者。

（7）大腿内侧疽疮，肿疼而不红，舌白纳差者。

（8）奔豚气。

（9）痫证发前伴眼黑者。

（10）掌心起硬皮。

（11）疾病危重阶段多有此证。

三、蒲辅周医案：胃肠神经官能症

白某，男，42岁。上腹疼痛，反复发作，犯病时多在深夜，疼痛极甚，辗转不安，默默不语，呻吟不停，伴有恶心，每次犯病1～2日不能食，起病已7～8年之久。现发病逐渐频繁，每月发3～4次，曾多次经北京几个医院检查，胃肠、肝胆、胰等皆无异常，诊为胃肠神经官经症，屡治罔效。观其形体消瘦，神郁不乐。询其脘腹喜热，四肢欠温。

望其舌质偏暗，苔灰微腻，脉沉细弦。先投四逆散合失笑散未效。

思其病久，有寒热虚实错杂之势。乃改投乌梅汤：

乌梅 9g	黄连 9g	黄柏 6g	干姜 6g
细辛 4.5g	肉桂 4.5g	党参 9g	当归 6g

制附片 6g　　　　花椒 4.5g

药进 1 剂，疼痛遂止，亦能进食，连服 10 剂而愈。1 年后随访，未再犯病。

按语： 阵发性腹痛，多与少阳、厥阴相关，腹痛犯病多在深夜，提示厥阴病。"厥阴病，欲解时，从丑至卯上"，厥阴为两阴交尽，一阳来复，故在夜里（1:00 ～ 7:00）期间发作的疾病多为厥阴病。

病属厥阴，多呈阵发性发病，其疼痛似"蛔厥"，病机亦相似，故选乌梅丸。

吴茱萸汤证为肝胃虚寒，虽然也会出现阵发性腹痛，但是其发作的时间规律不定，多因进食寒凉、情绪不佳引起，故排除之。

兼谈乌梅丸证脉象：因乌梅丸证为风火内郁，其性变动不居，上下攻窜，变症百出，故其左关脉之脉象多变（左关脉候肝胆）。肝阴血不足，风火内郁时，其左脉可见沉细弦弱等；如果风火内动，上下攻窜时，其左脉可见浮弦滑数有力等。

四、蒲辅周医案：抑郁（癔病）

任某，女，37 岁。家事冗繁，情志抑郁。近两天来，头痛，恶心不食，昼夜不能眠，神呆，有时闭眼不动，呼之不应，有时哭笑无常，忧郁自语，四肢抽搐。某医院检查诊断为"癔病"，服镇静药等尚未见效。脉沉弦涩，舌略暗，苔薄黄。

病由肝失条达，气血不和，厥气上冲，乱其神识。

拟乌梅汤加减：

乌梅 9g　　　　花椒 4.5g　　　干姜 4.5g　　　黄连 6g

细辛 3g　　　　黄柏 9g　　　　制附片 4.5g　　　肉桂 3g

党参 3g　　　　当归 6g

共服 4 剂，神态恢复正常，隔 4 月后又犯病，发病较轻，再用乌梅汤治疗而愈。观察 2 年，一直未再犯病。

按语：家事冗繁，情志抑郁起病，头痛、恶心不食、昼夜不能眠、四肢抽搐、苔薄黄，为肝气郁结，气郁化火，肝胃不和。

郁火在内，多可见情绪不同的表现，如哭笑无常、癫狂交替等。

已明确有郁火扰神的病机，患者表现却以抑郁、神呆、闭眼不动、呼之不应、忧郁自语等阴证表现为主，中医属"癫证"范畴，西医属"抑郁症"范畴，必有阳气虚！

综上，病机有肝气郁结，气郁化火，扰心犯胃，还有阳气不足，符合乌梅丸证。

五、姚荷生医案：不孕

田某，女，29 岁，1975 年 4 月 27 日初诊。患者结婚 7 年未受孕，男女双方曾经检查，均未发现异常。

自诉：经前 5～6 天小腹冷痛，得温稍减，伴四肢厥冷，心下灼热，心烦易怒，口干苦，消渴，喜温饮，嘈杂易饥，食后呃逆，气上冲胸，旋即呕吐，尿黄，大便尚可。月经愆期 3～5 天，量少色暗，挟少量猪肝色血块，4 天净，白带少。

脉细涩，略弦数，舌质淡红，苔白略厚。

诊断：厥阴寒热错杂，兼瘀血证。

治疗：乌梅 24 克、黄连 6 克、黄柏 6 克、炮附片 7.5 克、干姜 6 克、蜀椒 4.5 克、桂枝 6 克、北细辛 2.4 克、党参 9 克、当归 12 克、桃仁 9 克。

经前服 7 剂。

患者于 5 月 15 日开始服药，6 天后经至，经前腹痛大减，呕吐肢厥已除，月经量稍增多，色略转红，但口苦、心烦加重，消渴饮冷，面生疖肿，舌红苔黄，脉细数而涩。

改用连梅汤加僵蚕、金银花、牡丹皮、红花、泽兰，服 5 剂后症减；7 月 9 日继服 5 剂，诸症消失。患者于 1975 年 9 月至我院妇产科检查，确诊为早孕，并于日后顺产一男孩。

按：本例所现诸症，为一派厥阴寒热错杂之象，同时有脉细涩、经前腹痛、经下暗红血块，则为邪滞肝血，故此病属厥阴寒热错杂而兼瘀血凝滞之证，可用乌梅丸加桃仁进行治疗。患者服药后，腹痛大减，肢厥呕吐等寒症已除，属阳胜阴退、病趋好转，但口苦心烦加重，脉更数，面生疖肿，当为热药过重造成的阳复太过之流弊，这是用乌梅丸时应注意之点。

（原载于《江西医药》1980 年 02 期）

按语：此厥阴病，非伤寒厥阴病起病。治疗之初，可用乌梅丸去桂枝、细辛治疗，则二诊必无阳复太过之弊。

六、龚志贤医案：慢性角膜炎

秦某，视力减退 3 年，目睛刺痛，头昏额痛，烦失眠，口干而苦，胃纳不佳，饥不欲食，大便溏稀。

舌尖红、边有瘀斑，苔白腻，脉弦细而数。

检查：乌珠混浊，上有云翳，细粒如星点或如碎末、萝卜花、鱼等形状。

西医诊断为"慢性角膜炎、角膜溃疡"。

初予养阴清热、退翳明目之剂，服药 10 余剂，病情未减。

改以乌梅丸作汤，初服 5 剂，口干苦、烦躁、纳差稍减。复于上方加三棱、莪术各 6 克，炮山甲 9 克，又服 5 剂，目痛减轻，视力稍增，他症亦趋好转。继服 5 剂，视物清晰，云翳消散。守方再服 10 剂，云翳自陷已不复见。前后共服药 25 剂，多年痼疾，遂得根除。

（原载于《新中医》1983 年 02 期）

按语：内伤厥阴病，多兼有厥阴血分瘀堵。肝开窍于目，角膜古称"风轮"，角膜病变多责之厥阴肝。本病见乌珠混浊有云翳、检查是角膜溃疡，提示兼有血分瘀堵，故方中加入三棱、莪术、山甲活血化瘀，云翳得以退散。

十一、乌梅丸证的小结

慢性胃炎、胃溃疡、胃黏膜脱垂、胃神经官能症、十二指肠溃疡、慢性胆囊炎等病，往往病程较长，外见形体消瘦，抑郁不乐，体倦乏力，四肢欠温；内见心烦，口干苦，食欲差；上有头晕耳鸣，恶心呕吐；中有脘腹疼痛，嗳气吞酸；下有大便溏薄，完谷不化。只要具有寒热虚实错杂的病机特点，用乌梅丸治疗多能取得良好的效果。

高血压病人，多有长期精神紧张、多愁善感的性格，临床常见头痛头晕、耳鸣、恶心呕吐，口干舌燥，面色潮红，舌质红少苔，部分病人又有两足不温、右脉沉迟等上热下寒的典型症状，使用乌梅丸治疗，常能取得满意的疗效。

窦性心动过缓、病态窦房综合征以及房室传导阻滞等病，常有心悸不宁、头晕胸闷，有的既有头面烘热、动则出汗、口干苦、舌质微紫苔黄腻等证，又见四肢不温、畏寒怕冷、脉沉弦而迟等寒象，属于上热下寒，阴阳失调者，用乌梅丸治疗效果也较可靠。

妇女更年期综合征，常见月经紊乱、烦躁不安、头昏心悸、五心烦热、腰膝酸软、纳少便溏、肢冷畏寒等症，如果从调节肝之阴阳出发，采用乌梅丸治疗，效果理想，临床上屡验屡效。

总之，**厥阴病，以肝风内动，寒热错杂为本证，以提纲所述的"消**

渴，气上撞心，心中疼热，饥而不欲食，食则吐蛔，下之利不止"为主症，乌梅丸是治疗厥阴病的主方。正如陈修园所说："肝病治法，悉备于乌梅丸之中也。"

此外，乌梅丸还能治蛔厥，兼治久利。因此，临床运用乌梅丸，应谨守肝风内动、寒热错杂的病机，掌握乌梅丸证的病机特点，方能步入广泛运用的境界，真正发挥乌梅丸厥阴主方、理肝要剂的重要作用。

乌梅丸证的辨证要点总结如下：

（1）定位是厥阴病。

（2）风火肆虐，上下攻窜，症状百出。

（3）有脾肾阳气虚。

（4）脉证表现似阴似阳，呈虚实寒热错杂之势。

第三章

厥阴病之厥热胜复

一、伤寒见厥热往来，多属厥阴病

● 《伤寒论》第 331 条

伤寒，先厥后发热而利者，必自止，见厥复利。

条文解读

1. 外感病见手足厥冷的几种情况

外感寒邪，起病不久即见手足厥冷者，其病多在厥阴。因为厥阴肝主调节全身阳气的分布和运行，外邪内陷入厥阴经，极易郁遏气机。厥阴之阳气内郁，不能布达四肢，故易见手足厥冷。

少阴病，虽然也常有少阴阳气不足，但如果还没有阳虚到无阳以充达四肢，是不会出现手足厥冷的。只有到了少阴阳气大衰，累及于太阴，进而出现下利不止，才会见手足厥冷。因为此时太阴少阴阳气已经大虚，无阳以温养四肢，所以才会手足厥冷。

少阳病也有出现手足厥冷的情况，但只有到了少阳阳气内郁较重之时，才会手足末梢发凉。这种情况比较少见。

阳明病一般只有温邪内伏于阳明，里热深伏者，才会造成阳明经的阳气郁遏，不能外达于四肢而见手足厥冷，这种情况临床上也比较少见。

总之，外感即见手足厥冷者，最多见于厥阴病，其次为少阳阳明内热郁遏阳气较重者，少阴病则必须合并太阴病，脾肾阳气大虚者，才会手足厥冷。

2. 三阴病的阳复比较

太阴的阳气来复，常会突然出现心烦，日下利数十行必自止的现象。

少阴的阳气来复，往往也是见心烦与下利并见，其后下利必自止。因为三阴病见心烦，都是阳气来复之兆，故心烦与下利并见，多提示阳气来复，逐除体内寒湿阴邪外出之兆。

由于厥阴病者多有阴阳两虚之体质，因此外感之邪内陷厥阴后，常易邪郁厥阴，而见厥热交替，或者寒热错杂之证。如果素体阳虚重者，则外寒易于损阳，发病易见手足厥冷，甚至是手足厥冷与下利并见；如果素体阳虚不重者，则外寒多以郁遏阳气为主，阳郁而勃发，故常见发热。如果发热与下利并见者，则为阳气来复，驱逐阴寒腐秽下出的反应，故其利必自止。

3. 小结

总之，三阴病程中如果出现发热、心烦、咽痛等阳热之症，常为阳气来复的现象，不可轻易误作实火证，误作感染的炎症反应，乱用清热消炎药，这是非常错误和非常危险的！如果一时还无法判断是否兼有实火证，也宜遵循《伤寒论》第 91 条、100 条的精神，**先顾三阴之阳气，固护正气为要**；待阳气恢复后，如果仍有感染实火之证，再予清火祛邪不迟。

●《伤寒论》第 332 条

伤寒始发热六日，厥反九日而利。凡厥利者，当不能食，今反能食者，恐为除中。食以索饼，不发热者，知胃气尚在，必愈，恐暴热来出而复去也。后三日脉之，其热续在者，期之旦日夜半愈。所以然者，本发热六日，厥反九日，复发热三日，并前六日，亦为九日，与厥相应。故期之旦日夜半愈。后三日脉之，而脉数，其热不罢者，此为热气有余，必发痈脓也。

（一）条文解读

"伤寒始发热六日"，伤寒之后不见三阳之病症，其病往往为三阴之病，其发热极可能是阳气来复，所以不宜积极治疗发热。静候阳复6天之后，其病不愈，反见手足厥冷，并且是连续厥冷9天，继而出现下利。显然，这个手足厥冷和下利并见，是脾肾阳衰，阴寒内盛，病情恶化的表现，理应治以四逆汤辈，回阳而救逆。

邪入太阴，腹满而吐，食不下。邪入少阴，脾肾多虚，往往也不能多食。病入厥阴，脾肾阳虚，肝阴亏虚，邪郁厥阴之后，肝经风火，更易犯胃乘脾，故"当不能食"。所以**邪入三阴，其人中气多虚，往往不能多食**。

手足厥冷九日，继见下利，脾肾阳衰，阴寒内盛，"今反能食"，这是很反常的现象，要小心！这种"能食"，往往是脾胃残存的最后一点阳气行将熄灭之兆，古称"除中"，今称"回光返照"，总之，预示病人不久将会死亡。

张仲景判断除中证的方法是：给病人吃点面条，看他吃完热汤面后，是否出现发热？如果病人吃完热面条后，出现了发热，那就表示脾胃残剩一点阳气，因为吃了热汤面而散越出来，多属除中；反则说明病人脾胃阳气还没有虚衰到一耗即散的程度，脾胃阳气尚存，其病有救，故终必愈。

因为回光返照的发热是阳浮之热，是暴出之热，往往来得快，消亡得也快，热去人亡。当然，进食热汤面后出现的发热，也有可能是阳气来复的发热。所以必须密切观察这个发热是暴热，还是持续的发热。因为阳复的发热一般会持续几天，如果在随后的3天"其热续在"，这就不是阳浮之暴热，应该是进食后脾胃阳气得以补充，是阳气来复的发热，所以病人往往有自愈之机。

如何判断病人何时自愈呢？疾病自愈，必在阴阳平衡之日。所以可以根据他之前有 9 天的厥冷，6 天的发热，再加上后续 3 天发热，得出厥冷与发热日数相等之日夜半自愈的推论。因为夜半也是阴阳交接之时。

如果随后的 3 天，发现其脉变数，发热也超过了 3 天，此当为阳复太过，热气有余，故必发痈脓。

因为厥阴肝主藏血，厥阴病者肝阴本虚，如果阳复过度，厥阴邪热有余，就易内迫入血分，而发痈脓。如果痈脓溃破，邪热外泄，其病可自愈。如果仍未痊愈，多宜以乌梅丸合白头翁汤加减治疗，因为**厥阴病见厥热往来者，往往素体阴阳两虚，乌梅丸有兼顾脾肾阳虚的作用，故更稳妥。**

（二）关于 ICU 病人饮食护理和空气温度问题的讨论

我曾在 ICU 工作多年，发现 ICU 里的病人大多都是厥阴病或少阴病，而很多病人家属常给病人进食各种水果汁、蔬菜汁、牛奶甚至是冰酸奶等。这些瓜果蔬菜按照中医的理论来讲都是寒性的食物，是很不适合的。ICU 里的病人，往往出现了一点点上火的表现，或者稍有一点发热，往往都被当作炎症来治疗。医生多及时给予消炎药治疗，病人家属则急予凉性蔬菜水果灭火，结果是厥阴病或少阴病的体质难得一阳复，就被及时消灭了。所以 ICU 里病人的康复，是有很多困难的。

我曾遇到一个 2 岁左右的小孩，他因为严重的腹胀腹泻和肺炎，反复入住某省中医院和省人民医院治疗，都难以治愈。这个小孩腹泻消瘦严重，入住每个医院时，大人都会给他喂酸奶和牛奶，因为专家都说这个营养搭配最好，有助于小孩的恢复。可患儿家长和医生都发现他每次吃完牛奶后，腹胀腹泻反而加重了。而医生却仍然坚持要这样喂养，因为他们不明白牛奶是滋阴养血的食物，性偏寒凉。对于脾胃阳虚甚至是脾肾阳虚的病人，是很不合适的。

　　ICU 里的病人大多阳气虚弱，如果不断给予一些寒凉的食物，病人的阳气就很难有恢复的机会，这是一个非常可怕的事实。还有 ICU 里的空气温度太低了，没有充分考虑到病人的体质状况，人为地设定空气层流的温度，让病人反复外感寒邪。设计 ICU 的西医有自己一套假想的模式，唯独没有顾及 ICU 病人不同个体的体质特点，这就是为什么病人一旦进入 ICU 后，就很难能再活着出来的道理。除非病人的体质尚好，家属的营养合理，医院的治疗合理等，否则只好听天由命了。

●《伤寒论》第 337 条

　　凡厥者，阴阳气不相顺接，便为厥。厥者，手足逆冷者是也。

条文解读

　　厥阴病的"厥"，是指手脚厥凉，皮肤发冷，不是身体的恶寒感。"恶寒"是自觉怕冷的内心感觉，所以想多穿衣服或多盖被子以取暖，手足触摸并不一定厥冷。

　　手足厥冷的根本原因是阴阳二气不相顺接。因为阳经走行于肢体的阳面和外侧，而阴经都是行走于肢体的阴面和内侧。所以阳经里的气即阳气，走行于肢体的外侧面；阴经里的气即阴气，走行于肢体的内侧面。阴经的气与阳经的气，在手足交汇，如环无端地交接连续着。

　　当外邪内陷入厥阴经后，既易损伤阳气，又易郁遏阳气，阳气郁遏则不能通达于四肢末梢，不能与阴气交接于手足，故厥阴病容易出现手足厥冷的病症。

　　少阳病是恶寒与发热交替的寒热往来。厥阴病是手脚厥冷之后，再出现发热的厥热往来。临床时，要注意区分。

临床上，我们可以通过触摸手足的温度来判断是否邪已入厥阴经。我们还发现**手掌和足底皮肤的异常改变，如手足掌部干燥或有湿疹，手足掌心有癣或有异常感觉等，也是邪入厥阴经的病变**。这些也是辨厥阴病的重要线索。

二、三阴病多为虚寒之证，慎防黄芩败伤阳气

●《伤寒论》第 333 条

伤寒脉迟六七日，而反与黄芩汤彻其热。脉迟为寒，今与黄芩汤，复除其热，腹中应冷，当不能食，今反能食，此名除中，必死。

（一）条文解读

伤寒起病，不仅没有出现三阳病的脉症，反见脉迟已六七日，应是其人里阳素虚，外感寒邪之后，寒邪伤阳，导致里阳更虚。脉迟，为阳虚内寒无力温行血脉之象，宜温补，不可清泄，这是基本原则。

临床上，阳虚内寒之人常常是内有虚寒之本，外却见虚火浮阳之标症。尤其是伤寒厥阴病，最易见风火郁热之证。如果医生的临床经验不足，极易误作少阳郁火之证，而给与黄芩汤清其郁热。

黄芩汤原为治疗少阳郁火下迫大肠的实火炎症之方。此方之中的黄芩，性味极其苦寒，最善清泄少阳郁热实火，但也最易苦寒败伤脾肾阳气。如果误用于脾阳虚者，轻则苦寒伤脾阳，导致腹痛、腹泻、食欲大

降；重则伤败脾肾之阳，导致下利清谷不止，手足厥冷，甚至除中亡阳。

所以张仲景反复强调，小柴胡汤证兼有腹痛者，必须去黄芩，加白芍；兼有心下悸者，必须去黄芩，加茯苓。临床上，慢性肝炎、胆囊炎如出现阴黄证之时，也常有胁痛、口苦、脉弦之脉证，虽然病症颇似小柴胡汤证，其实质却是阳虚兼寒湿肝郁之证，因此也是大忌黄芩之方。

所以张仲景反复强调，少阳证误下之后必伤脾胃之阳气，即便未见脾胃虚寒之症，临床治疗时也必须兼顾脾胃之阳，法如柴胡桂枝干姜汤，药如黄芩配干姜之例。

"脉迟为寒"，反映了阳虚内寒是患者的体质特点。如果临床见有口腔溃疡、牙齿肿痛、头胀痛、肛门灼热感、大便不爽、口苦口干等热症表现，一般都是阳虚所致的浮火假热之证。如果误作实热郁火之证，治用黄芩汤清其郁热，则极易伤败脾（包括胃）肾阳气，变为除中。

除中是脾肾阳气大衰之病，故其人腹中应冷，当不能食。如果"今反能食"，则是最后一点的阳气，勉力而为，随之耗损殆尽，故必死无疑。

（二）谈无方条文的重要性

很多医生研究《伤寒》，只喜欢研究有方的条文。相对来说，我认为无方条文的重要性不逊于有方的条文。无方的条文，很多都是非常宝贵的经验总结，或疑难危重病例的会诊分析过程，仲景通过这些条文告诉我们，他是怎么观察、怎么分析的，辨证要点在哪些地方。这一条就是非常宝贵的一个临床病案分析，仲景跟你讲他的经验和临床关键点，他是怎么治疗危重病，怎么分析疑难病的。所以无方条文是特别值得去深入研究的，相较于什么病用什么方子比较有效，这个问题可能更为重要。

三、判断预后的决定因素

古人在判断疾病的预后，多从两方面考虑：①肾的阴阳。肾为先天之本，当肾阴阳衰竭时，脉重按无根，或者尺脉无根者，多提示肾的阴阳虚竭，阴阳离决，故预后不佳。②脾胃的元气。脾胃为后天之本，气血生化之源。如果脾胃元气衰败，气血生化无源，脉按之弦紧，不见缓软之象，是脉无胃气，亦主死。第二点在《伤寒论》中尤为突出，外感六经病中，少阴病或厥阴病都易导致死亡，其中少阴病多因少阴阳虚阴盛，火不暖土，累及脾胃阳气衰败而亡阳；厥阴病多因阳复不及，脾肾阳气进一步衰败而亡阳。不论是少阴病还是厥阴病，倘若病情加重，两者都易出现呕吐下利、手足厥逆、气短乏力、不能食或回光返照之能食等脾胃元气衰败之象。仲景名之为"除中"，为不治。

四、厥阴病的预后与转归——厥热胜复

《伤寒论》中的厥阴病篇，主要论述厥阴伤寒证。厥阴伤寒证，是素有肝阴内虚、脾肾阳弱之体，复感伤寒之邪，寒邪乘虚内陷入厥阴经后，一方面寒伤阳气，易见厥与利之寒证；另一方面寒郁厥阴肝气，易见风火阳郁之热证。所以厥阴病常见厥热往来或者厥热并见之象。厥热胜复，则是外感厥阴病的常见病症特点。

厥阴病发展过程中的厥热胜复之象，常提示着厥阴病的预后与转归：

（1）阴盛阳衰，见厥与利，甚至亡阳、死亡。**治宜艾灸厥阴经穴与内服四逆汤加人参、乌梅、山萸肉、龙骨、牡蛎等。**

（2）阳复自愈，见发热而利止。

（3）阳复太过，必发痈脓喉痹。治宜乌梅丸合白头翁汤等。

●《伤寒论》第334条

伤寒先厥后发热，下利必自止，而反汗出，咽中痛者，其喉为痹。发热无汗，而利必自止，若不止，必便脓血，便脓血者，其喉不痹。

条文解读

患厥阴病者，素有肝阴内虚、脾肾阳虚之体质，伤寒之后，寒邪乘虚内陷入厥阴，寒伤阳气，故易见厥与利；寒郁厥阴风火，故易见阳郁而外透之发热症。所以厥阴病常见厥热往来或者厥热并见之象。这是外感厥阴病的基本病症特点。

"厥"，为寒邪伤阳，阴盛而阳衰之象，故常手足厥冷与下利并见；"发热"，为阴寒减退，阳气来复，肝郁外发外透之兆，故见发热。所以厥阴病见先厥后热，为阳复阴退，邪郁外透之象。此时的下利，为脾肾阳气来复，驱逐阴寒腐秽之佳兆，待秽浊阴邪排尽之后，其利必自止。

肝为藏血之脏，如果厥阴病阳复太过，就容易出现厥阴经的阴虚内热证，甚至是热迫血分之证。如风火上攻，内迫血分，可见汗出、咽喉肿痛化脓。如风火下迫，则易见大便脓血。因为肛门直肠，也属于厥阴肝经循行所过。阳复太过，火热内迫肝经血分，也易大便脓血。

临床上，大便泻而不爽，里急后重，都属肝胆郁火下迫大肠。如果病在气分，虽腹泻，必无脓血，治宜从少阳论治，方宜黄芩汤。如果病在厥阴肝经血分，常易见血分瘀热证，腹泻易见脓血，治宜白头翁汤。

便脓血，是厥阴风火下泄，故不易上攻为喉痹。如果风火上攻为喉痹了，当然就不易便脓血。厥阴肝经有余之火，既是风火，又是郁火，要么往上攻，要么往下窜。

既见厥热往来，提示其人既有肝阴不足的体质，又有脾肾阳气虚的体质。即使出现阳复过度的见症，也不宜徒执清泻之法。要么待其喉痹痈脓溃破，邪热外泄自愈，要么以乌梅丸加减治疗为妥。

●《伤寒论》第 339 条

伤寒热少微厥，指头寒，默默不欲食，烦躁，数日小便利，色白者，此热除也，欲得食，其病为愈。若厥而呕，胸胁烦满者，其后必便血。

（一）条文解读

伤寒起病，发热轻，手足微厥，指头寒，厥热互见，故仍然是典型的厥阴病。只不过是此人之病症较轻而已。

其人素体肝阴亏虚，伤寒邪陷厥阴，激动引发厥阴风火。肝经风火犯胃，则默默不欲饮食；肝郁化火，故烦躁。

邪郁不得透发，则风火不息，小便必黄，以此为辨。如果小便自利，尿色转清白，说明厥阴肝经郁火清除之象，"此为热除也"。肝经郁火已除，不再犯胃，故"欲得食"。总之，医生可以通过观察小便转清利、食欲好转等，来做出厥阴风火已息，邪郁已透，其病将愈的判断。

如果其人仍有手足厥冷、呕吐、胸胁烦满，则提示邪郁厥阴，肝经风火仍重。如果肝经风火郁热不能外透，必然内迫血分，导致肝经血分瘀热而动血，"其后必便血"。

因为肝为藏血之脏，肝经气分郁火不得外透，郁极必然内迫血分，而致肝经血分瘀热之病变。临床上，少阳经的郁火只是气分的郁火证，一般是不会出现血分病症，只有少阳郁火内传厥阴，厥阴肝经气分郁热渐重，才可以内迫入血分。

虽然邪郁少阳与邪郁厥阴都易出现郁火上逆和木土不调的病症，但少阳病的发热往往是恶寒与发热往来，而且少阳郁火往往只是气分郁热证，一般不会出现血分瘀热证。

而厥阴病的发热，则多手足厥冷与发热往来交替，而且厥阴的郁火，很容易内迫血分，而出现厥阴血分瘀热证。

这是两者的主要区别。所以厥阴病的胸胁满、不欲食、欲呕吐等症，不能单纯用小柴胡汤来治疗，必须兼顾厥阴病的病机特点，临床多选用柴胡四物汤、血府逐瘀汤、升降散、乌梅丸之类加减治疗。

按语：少阳病和厥阴病，都易出现郁火上逆和木土不调的病症，但是少阳郁火只是气分病变，治宜柴胡剂；厥阴郁火多可内迫血分，治宜兼顾厥阴病的病机，不能简单地套用小柴胡汤治疗。

（二）论小便不利与厥阴肝的关系

临床上导致小便不利的病因很多：有邪郁肺气或肺气虚弱，导致肺气失宣，如此上焦不开，则下焦不利；有肾气虚弱，肾阳亏虚，肾虚无力固摄膀胱，则尿频无力或小便失禁；也有邪郁膀胱经，导致膀胱气化不利，小便不利量少等情况。

我在临床上发现：**很多病人的小便不利，与厥阴肝经的病变有密切联系。因为肝经过前后二阴，而且膀胱括约肌也是筋膜组织，为肝血所养所生。所以临床上凡是病及厥阴肝经，都可以影响小便的通利与否。**

如邪郁厥阴气分的四逆散证，可以出现小便不利，小便短赤，甚至是尿道炎症。四逆散中的柴胡、白芍都是肝经药，合用能透散肝经郁邪。

再如表邪内陷膀胱经的五苓散证，其实此方中之桂枝就是肝经药。桂枝辛温，专入肝经，辛能透散肝经之风邪，温能解散肝经之寒凝。故凡是外感风寒之邪内陷入肝经导致的膀胱括约肌痉挛，气化不利，而见有小便短少者，最为特效。取桂枝入肝经辛散温通，解除膀胱括约肌之痉挛。

（桂枝的特性详见于"少阳病篇"第七章；五苓散证将在"太阴病篇"有详细论述）

再如真武汤证之小便不利，也是因为有肝阴不足，肝血亏少，导致膀胱括约肌拘急。方中白芍专入肝经，养肝阴，以解膀胱括约肌（肝之筋膜）之挛急，故能利小便。而方中附子是温补肾阳药，重在蒸腾气化津液，让体内停止之津液，蒸腾气化上行，让膀胱得阳之温助，而气化有力，病人则表现为小便排出有力。

"阳主开，阴主合"。**肾阳是膀胱括约肌开合的动力来源**，如果肾阳虚弱，命门火衰，则膀胱洞开而失禁，小便排出无力，滴沥无力，或尿频失禁，遗尿，或小便清长，夜尿频尿量多。**肝阴则是提供膀胱括约肌的血供来源**，如果肝脏阴血亏虚，则膀胱括约肌缺血而痉挛，故易小便不利，量少，点滴难出，是膀胱开口拘急而难开。

临床上，如果只是外风入肝，累及于肝，导致肝气郁滞，肺气失宣，出现了小便不利者，单用苏叶泡水服即可疏肝透风，宣肺开郁而利小便。

如果属于肝阴亏虚，导致的膀胱括约肌筋急，而见小便不利者，单用白芍就能养肝阴，缓筋膜挛急而利小便。

如果是外寒入肝，导致肝寒而郁，累及膀胱括约肌，而见小便不利者，单用桂枝入肝经辛温透散风寒之邪，则肝经寒凝之郁得解，最能通利小便。

如果属肝脏有寒，也可导致肝寒而郁，进而累及膀胱气化，也可以出现小便不利，此时加用吴茱萸，最能通利小便。

如果是肝阳虚弱，也可出现肝寒而郁，膀胱括约肌痉挛，气化不利，此时加用肉桂最能通利小便。

总之，临床上很多小便不利的病因，往往与肝郁有密切的关系。不管是肝经因邪热而郁，因肝阴血亏虚而郁，还是因风寒而郁，因肝脏内寒而肝郁，都会影响肝气的条达，都可能影响三焦气化，都可能影响膀胱括约肌的开合，进而出现小便不利的问题。只要中医思维建立了，就容易打开临床思路，你会发现很多疑难问题，其实都可以迎刃而解。

按语：临床上很多小便不利与厥阴肝经的郁滞密切相关。或因血虚，或因外风，或因内寒，或因阳虚……凡是能造成厥阴肝经郁滞，影响三焦气化（或曰膀胱的气化），均可以出现小便不利。

●《伤寒论》第336条

伤寒病，厥五日，热亦五日，设六日当复厥，不厥者自愈。厥终不过五日，以热五日，故知自愈。

条文解读

素体肝阴内虚兼少阴阳虚之人，外感伤寒，邪陷厥阴之后，邪郁厥阴，肝气肝阳郁遏则手足厥冷。郁极而发，则发热。因此，厥热往来，是这类厥阴病的重要特征。

寒邪初陷入厥阴经，伤及阳气，少阴阳气本虚，肝气复为寒邪郁遏，无力透邪外出，故只见厥冷五日，为邪胜而病进。

如果少阴阳气来复，肝经邪郁而化火，风火郁极而外透，则邪郁有外透之机，故见发热，所以发热为阳复胜邪，邪热有外透之兆。疾病痊愈之道，全在阴阳平和。今先厥冷五日，为阴盛阳衰；复见发热五日，为阳复阴退。如果到了第十一日，不再厥冷，则表示阴阳平衡，故其病必愈。

由于厥阴病多阴阳两虚之体，因此临床多厥热往来之证。欲预判厥阴病自愈之期，可以单从厥冷与发热的天数比例，来加以判断。如果出现阴证与阳证的天数相等，则表示阴阳刚好平衡，故必自愈。

●《伤寒论》第341条

伤寒发热四日，厥反三日，复热四日，厥少热多者，其病当愈。四日至七日，热不除者，必便脓血。

条文解读

同理，伤寒之后，出现发热与手足厥冷交替者，必为邪陷厥阴经之病。

如果厥阴病出现厥冷与发热的日数相等，为阴阳平均，其病必自愈。如果出现发热的日数多于厥冷的日数，则为阳复太过，肝经郁火，无外透之机，则易内迫血分，形成血分瘀热证。血分瘀热不除，必蕴毒成脓，如此血分之瘀热火毒方能外泄透出。

●《伤寒论》第342条

伤寒厥四日，热反三日，复厥五日，其病为进。寒多热少，阳气退，故为进也。

条文解读

同理，伤寒之厥阴病，如果厥冷的日数多于发热的日数，为阴盛而阳虚，故主病进加重之象。

● 《伤寒论》第 343 条

伤寒六七日，脉微，手足厥冷，烦躁，灸厥阴，厥不还者，死。

条文解读

伤寒六七日，见"脉微、手足厥冷、烦躁"，是伤寒之邪内陷厥阴经，是厥阴病的阴盛而阳衰证，而不是少阴病的阳衰阴盛证。

因为伤寒之邪内陷少阴，只有在寒伤阳气，少阴阳虚累及太阴之阳亦大虚，出现下利清谷不止之后，才会见如此严重的阴盛而阳衰之证。所以此病应是厥阴病的阴寒内盛，虚阳欲脱证。

因病情危急，故宜首选艾灸厥阴经之穴位。因为艾灸厥阴经穴位，既能温补阳气，又能温通开郁散寒，见效也快，其病可有好转之可能。如果艾灸之后，手足厥冷不除，说明其人阳气已衰，阴精已竭，故主死。

这种病症，建议艾灸厥阴穴与中药四逆汤加人参、山萸肉、猪胆汁并行，防止艾灸温阳而竭阴，反而不利于阳气来复。

● 《伤寒论》第 344 条

伤寒发热，下利厥逆，躁不得卧者，死。

条文解读

伤寒，"发热"与"下利"并见，可能会是三阳之病。但"下利"与"厥逆、躁不得卧"并见者，就只会是三阴病。太阴病的下利，不可能出现手足厥逆，更不可能出现躁不得卧，所以此病只可能是少阴病亡阳证，或者是厥阴病亡阳证。

少阴病的下利，是脾肾阳虚，阴寒内盛，一般不会出现发热。如果少阴病的亡阳之证，见下利伴有发热，便是阴液亦虚而虚阳浮越之象，若再见躁不得卧，那就更是肝阴枯竭，内风鼓动发泄，阴阳行将离决之际。所以，此病绝不是单纯的少阴病的阳虚亡阳证，实质上还是少阴病兼厥阴病之亡阳证。

厥阴病的下利，如果见有"发热、厥逆、躁不得卧"，那也一定是既有厥阴之真阴已竭，又有少阴的阳气欲亡之证。

鉴别：少阴病死证与厥阴病死证

①少阴病的亡阳证：少阴阳气大衰——累及太阴阳气（下利、四逆等）——下利损伤阴液及脾肾阳气——阴阳两竭——肝虚风内动，疏泄浮阳——死亡。

（阳衰为主——阳损及阴——阴阳两竭）

②厥阴病的亡阳证：少阴阳衰＋厥阴阴虚风火——阳复不及，少阴阳气衰败——阴阳两竭——肝虚风内动，疏泄浮阳——死亡。

（阴虚风火为主——阳复不及——阴阳两竭）

所以两个亡阳证初始表现不同，但结果一样，都是阴阳两竭，浮阳疏泄而亡。

总之，三阴病如果下利不止，必将会出现阴阳两竭，亡阳脱液之危局。此时，唯一可行的治法就是艾灸厥阴经之穴位，并加用茯苓四逆汤加乌梅、山萸肉、龙牡等，或能救其万一。

●《伤寒论》第345条

伤寒发热，下利至甚，厥不止者，死。

（一）条文解读

同理，伤寒后，发热、下利不止与手足厥逆并见，只可能是少阴病兼肝阴枯竭，或者是厥阴病阴阳两竭之证。

不管是少阴病，还是厥阴病，下利不止，都是既损阳气，又损阴液。所以急性肠炎如果腹泻不止，就会快速脱水、电解质紊乱、休克甚至死亡。"下利至甚"，是指一天腹泻几十次的下利。如果下利不止，必然会导致阴阳两竭而死亡。

临床上遇到下利的情况，首选艾灸治疗。张仲景的经验是，灸厥阴经穴位比灸少阴经穴位疗效更好，汤药内服因为缓不济急、格拒不受等，不宜作为首选方案。当然，最好的方案是：**艾灸厥阴穴，加内服中药茯苓四逆汤加乌梅、山萸肉、龙牡合方为妥，两顾少阴与厥阴。**

（二）阴阳两竭证不宜单从少阴论治

对于少阴病兼肝阴枯竭，或者是厥阴病阴阳两竭之证，如果单从少阴论治，必然会燥伤厥阴的真阴。一旦肝阴枯竭，内风萌动，反而会疏泄浮阳，加速阴阳离决！

张仲景和张锡纯为我们做了很好的示范，在回阳救逆的基础上，仲景则加入人参益元气而生阴；或更加乌梅养阴息风，以养为泄；加入猪胆汁、人尿直补阴分，防止阴阳格拒。张锡纯则喜加入山萸肉、龙牡等酸温敛降之品，防止厥阴风动阴竭，加速亡阳之变。这种宝贵的经验，在治疗急危重症之时，意义非常重大！

●《伤寒论》第 346 条

伤寒六七日，不利，便发热而利，其人汗出不止者，死，有阴无阳故也。

（一）条文解读

伤寒六七日，原并无三阳见症，也无下利，一周后才开始出现发热与下利，所以此病必非外感三阳病。

外感伤寒，邪入三阴经，出现了发热与下利并见，却并无心烦而下利自止，也无下利之后见神清气爽的情况。说明此病必不是太阴病阳复之下利，也不可能是少阴病的阳复下利，只可能是厥阴病的下利。

厥阴病阳复，虽然是发热与下利并见的，但出现发热后，下利必自止。此厥阴病下利与发热、汗出不止并见，显然也是阴阳离决、阳气浮越之危象。

三阴病下利与汗出不止，均易阳亡阴竭。下利不止，是阳衰而阴液下竭；汗出不止，是阳衰而阴液上脱。阴阳两竭，故其命难活。

（二）医案举隅

2008 年我在厦门中医院参与甲流预防的门诊值班，我们三个中医学院的博士轮流值夜班。我接诊的第一天晚上，就遇到了一位 30 岁左右的女患者，她面色土灰，因感冒发热来医院门诊治疗。医生给她开了静脉点滴消炎药，同时开了感冒通片（氯芬黄敏片），一天 3 次，每次 1 片。大概治疗了三四天，病人每天大汗不止，衣服湿透，但感冒症状还没有好，体力极度虚弱，精神萎靡，面色土灰更加明显。当时我量她的血压是高压 75/35mmHg，病人说走路感觉像飘在空中一样，由母亲扶着来复诊。我当即告诉她病情很重，需要马上住院治疗，但患者及其母亲都执意不住院。没有办法，我就给她开了桂枝加参附龙骨牡蛎汤，还加了山萸肉、黄芪。结果当晚服药后，汗出停止，血压正常，病情大有好转，又巩固治疗 3 天后居然痊愈了。由此可见，重病时大汗出是很危险的情况，必须及时解决。

● 《伤寒论》第 347 条

伤寒五六日，不结胸，腹濡，脉虚复厥者，不可下，此亡血，下之死。

条文解读

"伤寒五六日"，既无结胸，腹部又柔软，脉也是虚，里无可下之实，外无三阳之症。此病必为三阴之虚寒证。三阴病，症见手足厥冷，又不见太阴之下利清谷，则必为厥阴病之虚寒证。

脉虚，是指脉大而松软，多主阴血不足、阴不敛阳之证。所以厥阴病见有脉虚大、手足厥冷，是阴阳两虚之证，故不可下之。治宜四逆汤加人参、山萸肉等。

● 《伤寒论》第 348 条

发热而厥，七日下利者，为难治。

条文解读

发热，伴手足厥冷七日，继而又见下利，全无三阳病症，发热与下利、手足厥冷并见，故此必为厥阴病之下利。

厥阴病下利与发热并见，又手足厥冷七日，显然是阳虚阴盛，如果下利不止，阴液下脱，则阴阳两竭，此病危之兆，故"为难治"。

厥阴病见下利与厥并见，已经是阳虚阴盛的铁证；如果复见发热，则更是虚阳不潜之危象；再加下利不止，既损阳气又耗阴血，其病必难救。如果硬要治疗，可以试用茯苓四逆汤加山萸肉、龙牡等，并配以艾灸厥阴穴位。

●《伤寒论》第349条

伤寒脉促，手足厥逆，可灸之。

条文解读

如果"伤寒，脉促"，见下利，伴手足温者，病属阳明湿热下利，治宜葛根芩连汤。如果"伤寒，脉促"，见胸满者，治宜桂枝去芍药汤。如果兼有手足微寒，治宜桂枝去芍药加附子汤，但绝不会伴有手足厥逆。因为"手足厥逆"，与"伤寒、脉促"并见，必定为阴证的厥逆证。其病不见下利清谷，故邪不在少阴，必在厥阴，故仍宜艾灸厥阴之穴。

总之，伤寒起病，如果不是因为下利清谷，而见手足厥冷者，多属厥阴之厥。因为少阴病，要阳气虚衰到累及太阴脾阳虚衰，出现下利清谷不止时，才比较容易出现手足厥逆；而厥阴病，因为既有阳虚阴盛，又有厥阴阳郁，所以更容易出现手足厥冷。所以厥阴病，更易见到手足厥冷之证。

五、温邪内伏，阳气内郁也易致厥，治应清下

●《伤寒论》第335条

伤寒一二日至四五日厥者，必发热。前热者，后必厥；厥深者热亦深；厥微者，热亦微。厥应下之，而反发汗者，必口

伤烂赤。

（一）条文解读

厥阴为阴尽而阳生之脏，厥阴之中易见少阳。素体阴阳两虚之人，外感伤寒之邪，如果邪陷厥阴之后，往往常易出现阴盛阳衰而厥冷；阴虚阳郁而阳气来复，邪热外透而发热的厥热往来之证。

如果素有阴虚伏热之体，外感伤寒之后，寒邪郁闭于外，温邪伏热于内，伤寒引动伏温之邪，外易郁遏三焦的阳气，内易郁遏厥阴肝的风火，而见厥热并见之证。此证与前述之伤寒厥阴病，似同而实异。

如果属**伏温之热邪深重**之人，外感伤寒后，外寒闭表，极易郁闭三焦阳气，导致阳郁而厥，郁极而发，故厥后必热。如果温邪深伏重者，则伤寒后阳郁也重，手足厥冷重；如果温邪深伏轻者，即便有外寒郁闭，邪热郁遏三焦阳气也轻，故手足厥冷亦轻。**此属伏气温病，累及三焦阳气的寒包火证，治从三阳，当内用清下，外佐开宣。**

同理，如果属**肝阴虚内热偏重**之人，伤寒之邪，郁遏厥阴风火，导致厥阴肝经风火郁闭，则也会郁极而发。如果阴虚内热重者，受寒后，容易郁闭较重，则郁极而发热必重；如果阴虚内热轻者，则风火郁闭越轻，外泄发热亦越轻。故"厥深者，热亦深，厥微者，热亦微"。

上述两种厥阴病，因为**先有伏热阴虚于内，后有伤寒郁闭于外，均属郁火内伏之厥阴病，故宜清下内热为主，少佐宣透**。如果误用辛温发汗之法，必助里热，加重热炽阴伤，引动风火，而见口腔溃疡等火毒泛滥的局面。此时唯一可行的办法，仍是清除内伏的风火热毒。

如果温毒内伏于厥阴，难以外透外发者，则为厥阴肝经的伏气温病。据我几十年的临床研究来看，当今临床一些疑难危重大病，如再生障碍性贫血、白血病、红斑狼疮等，其实都是热伏于厥阴血分的伏气温病。而且往往都是厥阴血分瘀热，导致气分也常郁滞的一类厥阴病，所以病人常有手足厥冷、面色白、贫血等"虚寒"的表现（厥证）。深究其因，所有问题都是由于血分郁热，导致了阳气内郁、内灼气血所致。这是病机的核心，其他都是假象。这就典型的厥阴病"应下之"的疾病。

（二）医案举隅

医案一：再生障碍性贫血

我老家的一位女患者，她在东莞打工 2 年，发现有严重的贫血，就回家治病，一查才知道是再生障碍性贫血。患者面色苍白、手足厥冷，人也怕冷，舌淡嫩，舌苔白光腻偏干燥。我用四逆汤加补益气血药合四逆散，吃了不仅不好，反而病情加重，数次易方均无效果，当时觉得此病太难治了。现在看来应该是热毒伏于厥阴血分，导致阳气内郁、耗气伤血，故见有"虚寒"的假象。

医案二：噬血细胞增多综合征

第二个病例，是我在武汉协和医院的血液科遇到的一个小孩，她得的是噬血细胞增多综合征，当时她还合并有 DIC（弥散性血管内凝血）、肺部真菌感染、血液三系减少，病情特别严重。虽然经过西医的积极治疗，但她的血象每天都在不断地恶化。儿童血液科的主任说，他们遇到这种疾病总共也才 7 例，短期死亡率特别高。等到医院毫无办法后，家属也放弃治疗了，我才得以接诊。在治疗的过程中，我也曾经因为患儿面色苍白、怕冷、血压低，用过四逆汤加人参一剂，只吃了一煎，患儿马上就出现了出血加重、口干舌燥的表现。我马上改用犀角地黄汤加升降散，结果她一服此方，出血口渴等症状就马上好转，DIC 也明显好转。这些都说明此病的贫血、厥冷都是由于血分瘀热太重了，导致气分也有阳气郁滞所致，不是阳气虚、气血亏虚的虚劳病。

医案三：白血病

第三个病例，是一位白血病女患者，做过几次化疗，当时有牙龈出血、口腔出血，不想吃东西，面色苍白，怕冷畏寒，手脚凉，曾经还有宫寒的体质，她还有长期染发史和住刚装修的房子的经历。我当初也辨证是厥阴肝寒而郁证，就给她用当归四逆加吴茱萸生姜汤治疗，结果她吃完药后更不想吃东西，心更烦，DIC 出血情况更严重。复诊时感觉她脉弦有力、舌淡白而干燥，面色苍白，口腔有大的出血斑块，牙齿、鼻腔、阴道都出血，血小板为 0，多次输入血小板也无效，腹部拒按，我马上给开血府逐瘀汤合栀子豉汤。患者只服用此方一次后，出血就明显减少。7 剂药后，心烦好了，睡眠、胃口也好了，出血都完全好了，1 周后病情大为好转。

按语：这些都是典型的热毒内伏于厥阴经的伏气温病。

第四章

其他厥证的鉴别举隅

厥证不是一个独立的疾病，它可以出现于多种疾病的过程之中。如外感误下后邪陷阳郁兼脾阳虚的麻黄升麻汤证，痰食阻滞胸膈的瓜蒂散证，饮阻中焦的茯苓甘草汤证，阳明伏热的白虎汤证……凡是能影响到阴阳经脉之气的运行，使其不能顺接于手足者，都可见手足厥冷。

仲景将大部分的厥证内容都放入厥阴病篇中论述，其意义有二：一是阐发外感病之中最易见到手足厥冷的多为厥阴病，其中尤以厥阴伤寒证最为多见；二是将其余外感内伤致厥的情况也罗列于此，能起鉴别诊断的作用。

鉴于篇幅所限，本章仅讨论麻黄升麻汤证、瓜蒂散证、冷结关元三种情况。其余厥证，依据其病机不同，而分置于六经篇章中，再详细论述之。

第一节　麻黄升麻汤证

一、病机要点

● 《伤寒论》第 357 条

伤寒六七日，大下后，寸脉沉而迟，手足厥逆，下部脉不至，喉咽不利，唾脓血，泄利不止者，为难治，麻黄升麻汤主之。

麻黄（去节）二两半　升麻一两一分　当归一两一分　知母十八铢　黄芩十八铢　萎蕤十八铢　芍药六铢　天门冬（去心）六铢　桂枝六铢，去皮　茯苓六铢　甘草（炙）六铢　生石膏（碎，绵裹）六铢　白术六铢　干姜六铢

上十四味，以水一斗，先煮麻黄一两沸，去上沫，内诸药，煮取三升，去滓，分温三服，相去如炊三斗米顷，令尽汗出愈。

条文解读

正常体质者，伤寒六七日时，外邪多易传入少阳经，或传入少阳阳明两经。此时，如果误用攻下法治疗，则易伤脾胃元气，促使外邪内陷入里，从而出现各种变证。

伤寒六七日，大下之后，出现了"寸脉沉而迟"与"下部脉不至"。

显然，此处的"下部脉不至"应该是指足部的脉搏消失了。再结合伴有"手足厥逆，下利不止"来看，显然是误用攻下法后，导致了脾胃元气大虚，甚至脾肾阳气大虚。

当然此症的下利不止，还有外邪内陷、肠道郁火炎症的因素参与其中。此时的寸口脉沉而迟，既有阳气内陷，清阳下陷的因素，也是邪陷阳郁较重的反映。

所以，"泻利不止""手足厥逆"，既有大下后损伤中气、清阳下陷的因素，也有邪热内陷、大肠炎症导致腹泻不止的因素，故颇似少阴病的下寒证。

"咽喉不利，唾脓血"，提示肺经有郁火内伏，有上热之证。正因为有邪陷阳郁，邪热内陷于肺与大肠经，热迫血分，故有咽喉不利、唾脓血和腹泻不止的肠道炎症。

所以，**本证为上热与下寒并见。上热证，是肺经炎症重，邪热郁伏于肺经气分和血分；下寒证，是脾胃阳虚，水饮内停，清阳下陷。另外，下寒还兼夹有大肠郁热炎症。**外邪内陷，邪伏阳郁，脾胃元气大虚，邪实正虚，攻补两难，故"为难治"。

二、方药解析

针对呼吸道的感染，仲景用了麻黄配升麻，透邪外出。这种内陷的炎症，如果不给邪以出路，邪透不出来，其肺部或上呼吸道的炎症是控制不了的。升麻味辛、性平，不仅能透邪，还能升阳明的津液，有透邪外出同时止泻的作用。

针对肺部热邪，用知母、石膏配合黄芩，以清肺气分之热。

"唾脓血"，说明肺经热邪，已经内迫血分化脓了，故需用白芍、当归、天冬、玉竹，滋阴养血、活血散瘀，以加强清透血分的邪热，温病学称之为"透热转气"。

腹泻不止、手足厥逆、下部脉不至，这是大下后，脾胃清阳下陷所致。故参入桂枝人参汤，温补中阳，健脾止泻，兼透邪出表；因为有邪热内陷大肠，腹泻不止，故参入黄芩汤，清热消炎，加强止泻。

如果损伤了肾阳，那就更难治了。因为清上热需要加黄芩，而治疗下寒则忌黄芩，所以必须加附子甚至赤石脂等。

全方重在透邪出表，清透肺经与大肠郁热，兼顾脾胃虚寒，清阳下陷，虚实兼顾，寒热并调。**最核心的治疗是透邪外出！**

三、医案举隅

医案一：重度呼吸道感染

我曾经和一位教授在某省人民医院儿科 ICU 病房会诊过一患儿，此患儿反复呼吸道感染、发热咳嗽。其母自行给患儿服用泻药，结果患儿马上就昏迷、手足厥冷了。他早期应该就是一个麻黄升麻汤证，但我接诊时已经又过了一周。刻下患儿昏迷，已经气管插管，上了呼吸机，手脚有四条通路在输液，不仅手上无脉，脚上也无脉。肺部感染控制不了，患儿已陷入深度昏迷。于是我就联想到麻黄升麻汤这个方证。因为是第一次用这个方，虽然当时患儿手足厥冷，一直在用升压药维持生命体征，感觉应该用通脉四逆汤类来治疗，但考虑到患儿病情急转直下是因为用了泻下药后出现了休克与肺部感染并存，很符合麻黄升麻汤的情况，所以就用了原方。结果用药之后的当天，还有一些积极的反应（神志有所恢复，指标有所好转），但后面很快就不行了。

辨证分析：肺部感染发热咳嗽，为肺经邪热内郁，误用泻药后清阳内陷，符合麻黄升麻汤证。但由于本身反复呼吸道感染，体质虚弱，手足厥冷，脉象欲绝，为少阴阳虚重症，急当救里，应该先用通脉四逆汤类回阳救逆。

按语：我总结经验教训，认为这个患儿当时不仅是手上寸关尺脉没有，连跌阳脉、太溪脉也没有，当时虽然还有肺部感染，但休克昏迷才是主要问题！回阳救逆，救命应该是当务之急！肺部感染应该放在这以后，或者配合西药消炎即可，当时的病证，应该按照少阴病来治疗才是合理的。所以，医生不好当，必须胆大心细，特别在治疗危急重症时，一个失误就有可能错失一个生命。

第二节　瓜蒂散证

一、病机要点

●《伤寒论》第166条

病如桂枝证，头不痛，项不强，寸脉微浮，胸中痞硬，气上冲喉咽，不得息者，此为胸有寒也。当吐之，宜瓜蒂散。

瓜蒂（熬黄）一分　赤小豆一分

上二味，各别捣筛，为散已，合治之，取一钱匕，以香豉一合，用热汤七合，煮作稀糜，去滓，取汁和散，温顿服之。不吐者，少少加，得快吐乃止。诸亡血虚家，不可与瓜蒂散。

条文解读

"病如桂枝证"，是也有汗出、恶风等症，但"头不痛，项不强"，又不像桂枝证。

"寸脉微浮"，是寸脉稍浮，"胸中痞硬"，是胸部憋闷如物块堵塞，"气上冲喉咽，不得息"，因胸部憋闷，同时有气上冲，所以呼吸困难。

此病之所以寸脉浮，汗出，气上冲，胸中痞硬，不得呼吸，是因为其胸中有痰浊滞塞所致。要解决病人呼吸困难，胸中梗阻，唯一的办法就是催吐。

有的病人不仅有气上冲咽喉、呼吸困难、胸憋闷难受，甚至还有心律失常，有类似心绞痛的症状出现。"此为胸中有寒也"，这个"寒"字泛指阴寒浊邪，包括气道或食道里的痰浊等梗阻的异物，都可用瓜蒂散吐之。

●《伤寒论》第 355 条

病人手足厥冷，脉乍紧者，邪结在胸中，心下满而烦，饥不能食者，病在胸中，当须吐之，宜瓜蒂散。

条文解读

"脉乍紧"，是脉气时有郁堵之象，故脉搏一会儿紧，一会儿又不紧。

"脉乍紧"，伴手足厥冷，心下满而烦，胃中嘈杂似饥饿，却又不想能进食，显然是有物郁堵于胃中，导致胸胃中闷塞，以至于胸中阳气不能通达于四肢而见手足厥冷。如果胸脘完全堵死，人就容易窒息。

这时候最快最有效的治法就是催吐，把堵在胸脘里的东西给涌吐出去，病就能很快好转。古时常用瓜蒂散催吐。

所以瓜蒂散的病机是：凡痰饮或者食物等停滞于胸脘食道处，造成胸脘憋闷窒息者，病人就容易出现"脉乍紧"（心律不齐）、"心下满而烦"（类似心绞痛）、"饥不能食"（消化不良）等症。这时候病人往往也想呕吐出来、医生应该顺势而涌吐之。吐出堵塞之物后，胸阳马上就宣展了，胸闷憋胀也马上好了，脉乍紧随之消失，手足也马上会转暖和。

二、方药解析

瓜蒂，特别苦寒，有强烈的胃肠道刺激反应，所以古人常用作催吐药，但容易造成肝损伤，所以只宜小剂量暂时使用。我常用干瓜蒂粉1～3克，用大枣汤冲服，催吐胸膈、食道、胃中的痰涎、宿食。所以此方能治疗癫痫、狂躁等病症。

赤小豆，能清利湿热，其味酸与瓜蒂之苦合用则酸苦涌泄，能起到上吐下泻之效。

香豉，辛香和胃，载药上行，助瓜蒂涌吐之功，又能护胃。

临床应用时，三药温顿服之，取吐为快，中病即止。体虚之人须慎用。

我认为张仲景的瓜蒂散组方更加合理。它由瓜蒂、赤小豆各等分，分开捣碎，然后混合在一起，最后再用香豉煮汤，送服前面的散一钱匕（1～3克），温顿服之。张仲景的方法可能涌吐效果更好一些，伤肝伤胃的副作用也许更轻。

三、临证心得

如果是食积于食道胃中的话，出现了胸膈满闷、老想吐、手足厥冷、心下满，我的经验是没有必要用瓜蒂散催吐，可以用手指直接刺激喉咙探吐治疗。

如果是顽痰停在胸膈，导致心律失常、冠心病心绞痛，或癫痫、狂躁等顽固性疾病，才必须使用瓜蒂散催吐。

如果病人突然出现呆傻、抽动、心律失常、窒息等突发的病症，一般多是痰滞胸中，痰浊堵塞在心脏或脑电传导通路所致，中医则认为是风痰结在胸中，或风痰阻滞脑窍，所以它呈时发时止的特点。

我们学了瓜蒂散这个涌吐顽痰的办法，就是开了一扇大门，这扇大门能帮助我们解决许多西医认为特别难治的病。

四、医案举隅

医案一：长 QT 综合征

一个 3 岁小男孩，因长 QT 综合征突发尖端扭转室速，导致心脏骤停，经急救苏醒后，出现了顽固性的癫痫。孩子每天吃着多种抗癫痫药和抗心律失常药，仍然每天反复癫痫发作。经过询问病史，结合孩子病情突发突止，发作时全身强直眼睛定直，口吐白沫，脉弦滑，突发心脏尖端扭转室速导致心脏骤停等。我分析患儿应该有心阳内虚，风痰浊上逆，蒙蔽心脑。

拟方一：一味干甜瓜蒂，打成粉，每次服 1g，隔 3 天用一次来催吐，以吐出黏痰为目的。经过催吐几次痰涎后，患儿每天抽搐和惊痫的频率和程度都有明显好转，呆傻状态也有明显改善，眼睛变得很灵活，跟正常小孩没有什么区别。

拟方二：平时用桂枝去芍药加蜀漆牡蛎龙骨救逆汤，因为没有蜀漆，我就用远志、半夏、菖蒲代替蜀漆。自从用此方法治疗后，小孩的心脏病和癫痫都几乎没有发作，停药几个月也未发作。后来据说孩子随父母外出后感冒，癫痫又有小发作，虽经多次催促孩子父母来复诊、调治，未果。

医案二：癫痫

我还治用瓜蒂散治疗过 2 例癫痫患者，一个 7 岁小男孩和一个十几岁的小伙子，也是用瓜蒂散，每次服 3g。服药后吐了几次，后来癫痫就没有再复发了。

第三节　内伤冷结下焦

一、病机要点

●《伤寒论》第 340 条

病者手足厥冷，言我不结胸，小腹满，按之痛者，此冷结在膀胱关元也。

条文解读

此条并没说是特别提示是伤寒之后见到的手足冷，只是说"病者手足厥冷"，可见此厥证既可能是外感厥阴病的厥证，也可能是内伤病的厥证。

"言我不结胸"，是说此病的手足厥冷不伴胸闷痛等肝经郁结之证，所以此厥也非因肝气郁结所致的厥证。

小腹部，是厥阴肝经所过之处。所以小腹满、按之痛，显然是厥阴肝经的气血瘀阻证。然而此瘀阻的病因是什么？在内伤病之中，多为"冷结在膀胱关元"所致；在外感病之中，则多血分瘀热，内结于下焦所致。

所以说内伤病出现了手足厥冷，小腹部满、按之痛，外没有结胸病，内没有肝气郁结，那就只能是冷结于下焦厥阴肝经，因为肝经交会于膀胱关元穴处。所以这种内伤厥阴肝病，需要温肝散寒为主，适当地化瘀排瘀。

二、兼谈妇科癥瘕的治疗思路

临床上，子宫肌瘤、子宫息肉、囊肿等病症，很多也是阴寒凝结在膀胱关元，最后血分瘀阻，故其小腹部多有疼痛拒按，我们可以用桂枝茯苓丸之类加减出入治疗。

张仲景认为妇科病都是因内虚、积冷、结气而产生的。第一是内虚，多因刮宫、人流、月经过多等导致气血亏虚；第二是长期的积冷受寒，在气血亏虚的基础上再积冷寒凝，就特别容易造成子宫肌瘤、卵巢囊肿、息肉、宫颈癌等病；第三是结气，就是长期的肝郁气滞，心情抑郁，也会造成痰瘀互结。

（妇科病证治将在笔者后续出版的"金匮要略篇"有详细论述）

第五章

白头翁汤证——厥阴血分热毒实证

一、病机要点

● 《伤寒论》第 371 条

热利下重者，白头翁汤主之。

白头翁汤方

白头翁二两　黄柏三两　黄连三两　秦皮三两

上四味，以水七升，煮取二升，去滓，温服一升，不愈，更服一升。

条文解读

肝主藏血，性喜条达，最恶抑郁。邪热内陷，传入厥阴肝经血分，血热壅阻于血分，则易迫血妄行，而致大便脓血。热毒既已内传血分，气分必有湿热郁火，故不仅有大便下利脓血，还常有里急后重等气分郁火之症。

同时，风气通于肝，肝经热毒郁阻，热极化风，肝经风火热毒肆虐，下迫大肠也可见下利脓血、尿路感染、前列腺炎、尿血、癃闭等，亢逆于上则可见高血压，头晕目眩甚则昏厥休克等。

所以，白头翁汤证的病机要点是：**厥阴血分瘀热成毒，郁极化风，风火热毒肆虐。**

白头翁汤证的外感病常见于两种情况：一是伏气温病，其人素有伏热毒邪，或经外邪激发，而发为厥阴血分热毒之证；二是暑热病，暑邪直中厥阴，厥阴热极生风，而发为风火热毒肆虐之证。至于内伤病中，只要符合厥阴血分瘀热成毒的病机，即可运用。

●《伤寒论》第 373 条

下利，欲饮水者，以有热故也，白头翁汤主之。

条文解读

前面说"热利下重，便脓血"，那如何辨厥阴肝经血分有热呢？张仲景特别提出，下利伴有口渴，欲喝水，是热利的辨证眼目。

二、方药解析

白头翁，一名独摇草，无风自摇，有风反安然不动，感初春升发之气而生，性寒、味苦，用以为君，可入肝经血分，清散厥阴热毒，平息风火。

秦皮，性苦寒，也入厥阴肝经血分，加强清肝凉血止痢的功效。

黄连、黄柏，专入气分，清解厥阴内迫大肠气分的湿热郁火，消炎止利。

所以说，白头翁汤既能入血分，清解厥阴肝经血分的热毒，清肝凉血；又能入气分，清解肠道湿热，还能平息风火热毒，故对肝热下迫大肠而出现下利便脓血、后重不爽的痢疾有特效，也可治疗厥阴热毒郁极化风，风火热毒肆虐，是厥阴肝经血分热毒实证的代表方。

三、鉴别：白头翁汤证与黄芩汤证

白头翁汤证：病机是热毒郁阻于厥阴肝经血分，瘀热毒邪下迫大肠，发为下脓血便、里急后重、泻而不爽、肛门灼热等，是厥阴经的血分瘀热实证。

黄芩汤证：病机是热邪郁阻于少阳胆经气分，少阳郁火，下迫大肠，发为腹痛腹泻，下利黄稀水便，里急后重，泻而不爽，肛门灼热，属湿热性腹泻，是少阳经的气分郁热实证。由于不是血分证，所以没有脓血便。

四、临证心得

厥阴肝经血分瘀热成毒之证，如痔疮出血或肠炎便血，有里急后重、肛门灼痛、泻下不爽、左关脉弦滑、口渴等特征，都可以用白头翁汤治疗。**至于是否有脓血，不是必须条件**，只要具有厥阴肝经血分热毒实证，即可使用。如兼肝血亏虚者，宜加阿胶。

厥阴热毒郁极化风，风火热毒肆虐之证，下迫二阴可见下利脓血、尿路感染、前列腺炎、尿血、癃闭等，亢逆于上则可见高血压，头晕目眩甚则昏厥休克等，均可予白头翁汤加减治疗。

体质尚可者，径用原方清肝息风、凉血止痢；体质虚弱者，则参仲景白头翁加甘草阿胶汤法，加入甘草、阿胶等补养气血，兼顾体质。

（关于白头翁加甘草阿胶汤证的解析详见于后）

白头翁汤辨证要点如下：

（1）左关脉弦滑偏数。

（2）口渴。

（3）下利脓血。

（4）其他肝经血分瘀热成毒见症。

五、医案举隅

肛门出血

我曾经遇一患者肛门出血、肛门胀痛，伴左侧腹股沟淋巴结肿痛、有紫红色的疙瘩，辨证为厥阴血分瘀毒证。用白头翁汤合当归芍药散加三七，7剂而愈。

附：其他名家白头翁汤验案

1. 谢双湖医案：中暑、癃闭

某患素有高血压病，暑日与人争吵后昏倒。牙关紧闭，双手握拳，呈痉挛状态，意识昏迷，面色红，无尿，脉浮弦旺而弹指。西医会诊为中风引起尿潴留，立刻给病人导尿，但一滴尿都导不出来，病人血压一直不降。

辨证分析：

（1）外感暑邪，直中厥阴。暑风引动厥阴肝风，肝经风热上亢，故有脸色通红、身上发热、牙关紧闭、两拳紧握等症状，西医称为热痉挛；暑热内闭于手厥阴心包经则出现昏迷。

（2）肝主疏泄，肝风挟气血搏结于上，气不向下疏泄则可产生便秘，也可产生癃闭。

故辨为白头翁汤证，予大剂量白头翁汤，息厥阴肝风、清肝火。

拟方：大剂量白头翁汤。

结果：服后五六个小时，病人还没有苏醒的时候就排了1次尿，尿了一脸盆之多，接着病人就醒过来了，也不抽筋了。

2. 姚荷生医案：血尿

某患"尿血病"将近17年，腰痛时，小便就呈纯血尿，有时候会伴随尿道疼痛。当年没有CT，他只做了膀胱镜、A超、肾盂造影等检查，未查出结果，之后他又在北京、上海等大医院对症治疗，但也没治好。脉弦数急，关尺弦旺。

辨证分析：

（1）关尺俱弦旺，肝肾同源，肝肾血分之风热下逼，可致纯血尿、腰痛。

（2）气分郁热下迫，可见膀胱坠急、尿道内疼痛。

综上，辨为白头翁汤证。

拟方：白头翁汤。

结果：4剂愈，后未再发病。

附：白头翁加甘草阿胶汤证

●《金匮要略·妇人产后病脉证治》白头翁加甘草阿胶汤

产后下利虚极，白头翁加甘草阿胶汤主之。

白头翁加甘草阿胶汤

白头翁二两，黄连、柏皮、秦皮各三两，甘草二两，阿胶二两。

上六味，以水七升，煮取二升半，内胶，令消尽，分温三服。

1. 血虚兼热利下重的证治

此处的下利指的就是"热利下重"，下利红白冻样、脓血长期不愈，应用白头翁汤治疗。不同的是，此处为产后下利，本就有阴血亏虚的体质，再下血便，体质更差。"虚极"，即血虚非常严重。

这时，仲景以白头翁汤治本，清厥阴肝经血分热毒；同时加入甘草、阿胶兼顾体虚。

2. 甘草、阿胶的作用

阿胶的功效：①养血补虚的同时，兼有非常好的止血效果；②养阴却不助邪。故仲景在实邪兼有阴分亏虚时常用阿胶，方如猪苓汤、黄连阿胶汤等。

甘草的功效：①解毒；②缓腹泻之急迫。产后体质虚损，再经剧烈泻下，阴血迅速丢失，很难补上来，必须加甘草缓急，以固护正气。

如果无明显体质虚损，阴血丢失不甚，则不能加甘草，因为有厥阴血分热毒，直用白头翁汤清解热毒为要，若加甘草缓急，反而会阻碍药物发挥作用。

第六章

当归四逆汤及加吴茱萸生姜汤证
——血虚寒凝厥阴经，经络阳郁不通

一、当归四逆汤证的病机要点

●《伤寒论》第 351 条

手足厥寒，脉细欲绝者，当归四逆汤主之。

当归四逆汤方

当归三两　桂枝（去皮）三两　芍药三两　细辛三两　甘草（炙）二两　通草二两　大枣（擘，一法十二枚）二十五枚

上七味，以水八升，煮取三升，去滓，温服一升，日三服。

条文解读

肝气郁结多见于内伤厥阴病，多因情志起病，如单纯肝气郁结的四逆散证；肝血虚兼肝气郁的逍遥散证……临床上，还有一大类的肝经阳气郁滞，是由于寒邪深入厥阴肝经所致。肝寒阳郁证或肝寒气郁证，在临床上并不少见，尤其多见于女性人群。女性的宫寒证，其实就是肝寒证。

"脉细欲绝"，可见于西医的雷诺病、血栓闭塞性脉管炎、冻伤等，常见脉细欲绝，甚至是无脉。这是因寒邪深入厥阴肝经，寒凝血气，不能通达到四肢末梢所致。

"手足厥寒"，也是寒邪深入厥阴经脉，寒凝导致阳气不能通达手足所致。病人常有四肢末梢失于温通，感觉手足冰冷刺骨，或者手足发紫发青，甚至冻伤、坏死。

当归四逆汤证的病机要点是：**外寒直中，深入厥阴肝经血脉之中，**

导致四肢末梢失于温通，肝经经络阳郁不通（厥阴肝经之寒凝阳郁证）。

二、当归四逆汤的方药解析

当归四逆汤里含有桂枝汤。桂枝汤外能散风寒表邪，调和营卫，让四肢的气血通畅，故能治疗风寒外邪郁滞肌腠所致的四肢疼痛。

如果是因为严冬大寒久寒内侵入血脉或者身体气血不足，导致寒邪深入血脉筋骨所造成的四肢气血循环不良，出现手足厥冷甚至是身体冷痛等症，就必须加入细辛才行。因为细辛味辛性温，其温通透达之力极强，最善于透发深伏体内的寒邪。

细辛的特性：细辛，性辛温，最善于透发深伏入经络和孔窍里的寒邪，如外寒深入到厥阴肝经、深入少阴肾经，深伏于鼻、耳、眼、咽喉、牙、头脑、肺、骨头、关节等处，都可以用细辛来透散。而且久伏深处窍络之寒邪，也只有细辛才能透发出去。如果络脉已经闭塞，还需加入水蛭等虫类药去攻通，因为虫类药能入络脉，搜剔瘀血。

寒邪直中，深伏于血脉之中，须加当归入血分，引药入血脉，养血又活血；而通草通体中空，善入血脉，故加通草通畅血脉，给寒邪以出路。

三、当归四逆汤的临证心得

凡属外寒深入厥阴肝经而导致四肢末梢的循环不良、血脉闭塞等病症，都可以用此方治疗。如冬天感受严冬之寒，出现手足冻疮或者耳朵面部冻疮，皮肤冷痛、暗红、发痒、溃烂；或者经期吃了冰冷饮食、受寒而导致的痛经；还有雷诺病、大动脉炎以及其他结缔组织病有雷诺现象的，只要属于寒邪深入厥阴肝经而导致血脉末梢寒凝，气血循环不良所造成的病症，都可以用当归四逆汤来治疗。

四、当归四逆加吴茱萸生姜汤证的病机要点

●《伤寒论》第352条

若其人内有久寒者，宜当归四逆加吴茱萸生姜汤。

当归三两　桂枝（去皮）三两　芍药三两　细辛三两　甘草（炙）二两　通草二两　大枣（擘）二十五枚　生姜半斤吴茱萸二升

上九味，以水六升，清酒六升，和煮取五升，去滓，温分五服。

条文解读

如果其人肝阳素虚，肝脏有寒，仅靠当归四逆汤来温通血脉、透发寒邪是远远不够的，必须加入厥阴肝脏药——温肝散寒的吴茱萸，配合当归四逆汤，表里温通，才能治得好这种厥阴肝表里俱寒导致的四肢末梢或外周血脉不通的病症。

吴茱萸最擅温肝散寒、化饮燥湿、开郁。生姜既能入胃，散寒化饮，又能入肝，散寒开郁，还入肺，散寒化饮。酒水各半煎服，取酒之性热善行，加强温通血脉之力。所以内有久寒者，必须经脏同治。

五、肝脏久寒的辨证要点

如何辨其人肝脏内有久寒呢？我的经验如下：

（1）平时有反酸、泛吐清水、胃痛、胃胀、嗳气、呃逆等胃寒气逆之证，受凉加重，心情不好也会加重。

（2）时有头痛剧烈伴呕吐，或眩晕、天旋地转伴有泛恶呕吐。

（3）时有胸闷胸痛，伴呕吐、嗳气、呃逆。

（4）小腹痛经剧烈，伴恶心欲吐。

（5）受寒后容易胸闷，胃胀，甚至吐泻，伴烦躁欲死者。

（6）咳嗽或者咳喘，呈阵发性发作，咽喉有白色透明黏痰。

（7）常有怕冷，四肢冷痛，人特别易烦躁，脉多弦紧。

（8）常有体弱血气亏虚时接触冷水史、经期受寒史、经期静脉滴注消炎药史、刮宫人流史和过用消炎药、苦寒药史等。

（可参见第七章"吴茱萸汤证——肝寒而郁，犯胃生饮，痰饮郁逆"）

六、医案举隅

医案一：化疗后腹痛

朱某，男，59岁。2016年5月12日初诊。

问诊：结肠癌术后3年，后出现肺、肝、腹腔大网膜、脑部转移。每次查出转移均行手术或伽马刀切除。3年来，一直坚持进行放化疗（仅发现盆腔转移后就放疗25次），现仍在化疗中。此前腹痛难忍，乏力无神；恶寒无汗，四末不温；夜尿 1～2 次，小便乏力。此前治疗 1 月余，各证明显缓解。刻下：尚腹痛，服前方（当归四逆加吴茱萸生姜汤加人参、黑附片、三七、三棱、莪术、延胡索）后效果不佳。夜尿少，四末温。

脉诊：左脉浮弦，轻取有力，带芤；右脉缓，关稍弦细软。

望诊：舌淡嫩胖大，苔薄，舌下瘀。

腹诊：胸胁不痛，心下拘急，脐上（手术刀口上方）压痛、拒按。

辨证分析：患者左脉浮弦芤，此为肝阳虚、肝寒凝滞。病机未变，但服前方（当归四逆加吴茱萸生姜汤加参、附及行气活血止痛药）效果不佳，应考虑加强温肝之力，而不应过用行气药以耗散（体质弱，阳气大虚，用行气药反易耗气）。故上方去行气之元胡，加肉桂温肝，减细辛、去附子，保留吴茱萸专温厥阴，不从少阴入手。

拟方：当归四逆合吴茱萸生姜汤加人参、肉桂等。

当归 15g	白芍 10g	桂枝 10g	生姜 25g
大枣 50g	炙甘草 6g	细辛 6g	通草 6g
吴茱萸 10g	人参 10g	肉桂 10g	三七粉 3g
三棱 5g	莪术 5g		

7 剂，颗粒剂，日 1 剂，分 2 次服。

二诊（2016 年 5 月 19 日）：服上方后腹痛明显减轻。加温肝药、减止痛药反而效果更好，说明抓准病机最重要。因近日食生冷瓜果较多，现舌尖发麻，大便溏日一行。

脉诊：左寸沉细，关细弦，按之弱，尺沉细弦；右寸沉细缓弱，关弦细无力，尺沉缓无力。

望诊：舌淡嫩胖大，苔薄，舌下瘀。

辨证分析：左关尚弦，按之芤弱，仍为肝阳虚，但寒凝减少，故减少吴茱萸，另加黄芪以补肝。

拟方： 当归四逆合吴茱萸生姜汤加人参、肉桂等。

当归 15g	白芍 10g	桂枝 10g	生姜 25g
大枣 50g	炙甘草 6g	细辛 6g	通草 6g
吴茱萸 6g	人参 10g	肉桂 10g	三七粉 3g
三棱 5g	莪术 5g	生黄芪 15g	

7 剂，颗粒剂，日 1 剂，分 2 次服。

结果： 服后，患者症状平稳。因患者远赴美国，故未续进中药治疗。

医案二：混合性结缔组织病

黄某，女，31 岁，舞蹈老师。2017 年 11 月 11 日初诊。

病史：（1）混合型结缔组织病。平素穿衣单薄，2008 年 4 月因受寒起病，见四肢肿胀、关节疼痛，双手雷诺现象，在中山大学某附属医院诊断为混合性结缔组织病。后于北京协和医院行西药治疗，长期服泼尼松 5mg qd 和羟氯喹 400mg qd。（2）甲状腺功能减低，甲状腺肿胀。长期服优甲乐 1 片 / 日。（3）卵巢囊肿。2013 年发现右附件囊肿，2014 年做右附件囊肿剔除手术。2015 年又发右附件囊肿 3.5cm×3.1cm，2016 年已增大到 3.7cm×3.9cm。（4）轻度地中海贫血。（5）右肩脂肪瘤。（6）穿衣单薄，经期不忌瓜果冷饮，有长期冷饮史。（7）2 次人流史。2009 年人流一次，2010 年怀孕生 1 女婴，2013 年 2 月再次人流。

问诊： 手脚冰凉，容易发白，不怕冷。阴雨天气会不固定位置的骨关节疼痛。多梦，睡眠质量一般，较难入睡，脱发较多。容易上火，上颚干痒，下巴易长痘，咽喉易疼痛，吃消炎药效果不显。大便干燥，容易便秘，小便较黄，夜尿 1 次。月经期间痛经严重，腰酸，月经量较少暗红有血块，行经 6～7 天，总是不干净，平时会有剧烈头痛。

脉诊： 左脉浮弦细软芤弱，寸浮细软，尺弦芤软带滑；右脉弦芤弱带滑，寸滑芤软，尺弦芤软。

望诊：舌淡红，边有齿痕，苔薄腻，舌下瘀，白睛红丝多。

腹诊：心下压不适，右下腹压不适，叩诊呈鼓音。

辨证分析：

（1）左脉弦弱，长期冷饮史、2 次人流史，痛经严重，本身有宫寒、肝寒的体质。

（2）穿衣单薄，受寒起病，手足冰凉，雷诺现象，阴雨天骨节疼痛，为外寒深陷厥阴经，经络不通，为厥阴经脏皆寒。（1+2 即当归四逆加吴茱萸生姜汤证）

（3）左脉芤细，贫血，多梦，难寐，脱发多，兼有肝血亏虚的体质。

（4）甲状腺肿胀，反复咽痛，痤疮，便秘，溲黄，经期头痛、腰酸等，是肝寒阳郁、虚火内生所致，故服消炎药等清泻无功。

（5）右脉弦芤弱带滑，心下压不适，舌边有齿痕，叩诊呈鼓音，右肩脂肪瘤，右附件囊肿，为肝寒犯胃，痰饮内生。

拟方：当归四逆合吴茱萸生姜汤、反左金丸。

当归 50g	桂枝 10g	白芍 10g	细辛 3g
通草 3g	生姜 12g	大枣 30g	吴茱萸 6g
炙甘草 6g	黄连 1g		

7 剂，颗粒剂，日 1 剂，分 3 次服。

结果：服用上方后，病人服上方 3 周未上火，咽中稍干，睡眠质量好很多，精神状态好，大便不干。后继续以上方加减治疗，并间断服用温经汤、逍遥散等方，治疗约 1 年。已停羟氯喹、泼尼松、优甲乐，四肢肿胀、关节疼痛、雷诺现象等全部消失，复查甲功正常，痛经消失，精神佳，随访 3 个月未有复发。

医案三：产后心慌、心梗、脑梗

王某，女，81 岁。2018 年 7 月 1 日初诊。

病史：（1）阵发性心动过速；（2）心肌梗死史，脑梗死史；（3）高血压；（4）高血脂；（5）面部神经麻痹（29岁产后受风寒始发，现已50余年）；（6）颈椎病伴上肢麻；（7）下肢滑膜炎（产后始发）；（8）生育4次，无流产。

问诊：产后2天因劳累致晕厥，后遗留心跳心慌、口眼歪斜50余年。刻下：劳累后、久坐后心慌乏力，无力行走，休息可缓解。背痛，左肩胛顶胀，脾气急躁，严重失眠2个月，入睡难，梦多，易醒，复难入睡。汗多，怕风怕冷。眼干涩，耳鸣，腰膝酸软。口干口苦，渴不喜饮。纳可，饮食喜热恶凉，偶反酸烧心。手脚发热，下肢关节变形、凉痛，行走多疼痛。

脉诊：左脉浮弦滑数有力；右脉浮弦滑有力，按之芤。

望诊：面色苍黄暗，口眼歪斜。舌红，苔黄厚干，舌下瘀。

腹诊：心下压痛，腹实，右胁叩不适。

辨证分析：

（1）起病为产后受寒，遗留面神经麻痹、下肢关节凉痛、心跳心慌，背痛，恶风寒，两脉浮，为产后气血亏虚，寒邪乘虚深陷厥阴肝经、厥阴心包经。

（2）左脉弦，右脉弦芤，阴证面色，慢性病程，心梗史，劳累、久坐后心慌加重，下肢关节变形，饮食喜热恶凉，为得病日久，肝胃脏寒。此属厥阴经脏同病。

（3）多梦，易醒，耳鸣，腰膝酸软，手脚发热，眼睛干涩，兼有肝血虚阳浮。（1+2即当归四逆加吴茱萸生姜汤证加龙牡，3亦为佐证）

（4）舌下瘀，腹实，脑梗史，兼有血分瘀堵。体质偏虚，不好加强力化瘀药，故予郁金、丹参。

（5）鉴别：左脉滑有力，右胁叩之不适，舌红苔黄厚干，脾气急躁，左肩胛顶胀，难以入睡，口干口苦，均为肝经寒凝阳郁，虚火上攻所致。

不可误认为实火而予清泻。

拟方： 当归四逆合吴茱萸生姜汤加人参、生龙牡、郁金、丹参。

当归 15g	桂枝 9g	白芍 9g	生姜 24g
大枣 50g	炙甘草 6g	通草 6g	细辛 9g
制吴茱萸 15g	人参 6g	丹参 15g	郁金 10g
生龙骨 30g	生牡蛎 30g		

7 剂，颗粒剂，日 1 剂，分 3 次服。

结果： 患者服用后自觉心脏力气明显增强，心脏比以往安稳，劳累后心慌和心跳加速的感觉也明显减轻。睡眠明显改善，双腿酸痛、手脚发热的症状减轻。继续予前方加减治疗。

医案四：心房扑动

韩某，男，74 岁。2018 年 5 月 8 日二诊。

病史：（1）房扑、主动脉瓣轻度反流，二尖瓣轻度反流，三尖瓣轻度反流，服泰必全抗凝；（2）痛风，高尿酸血症，尿酸 499umol/L；（3）甲状腺功能亢进史，甲状腺回声不均伴结节；（4）高血压，服科素亚降压；（5）高血脂，服立普妥降脂；（6）白内障，眼睛干涩，含泪（即目中含泪水过多）；（7）胆囊息肉；（8）耳鸣，听力下降；（9）过敏性鼻炎。

问诊： 一诊时心悸，反酸打嗝，腹胀，大便溏软，时稀，耳鸣，阴囊潮湿，腰膝酸软，尿黄，迎风流泪，眼干涩，鼻塞，喷嚏。脉象左脉细弱缓，尺沉弱，右脉细弱，尺沉弱。望诊舌胖大，苔白水滑。腹诊心下压胀。用真武汤合桂枝剂加减治疗 2 次后，心跳平稳，耳鸣好转，血压保持平稳。刻下：心悸减轻，右膝、右踝关节凉痛，打喷嚏、清涕、鼻塞，怕冷，咽中痰滞、乏力，多梦、易醒。

脉诊： 左脉浮弦芤偏缓，尺弦芤；右脉弦芤。

望诊： 舌淡红，胖大，苔薄黄润。

辨证分析：

（1）左脉弦芤缓，为厥阴肝寒。左脉浮，痛风，右膝踝关节凉痛，鼻塞流清涕，怕冷，为厥阴肝经有寒；高血压，耳鸣，迎风流泪，咽中痰滞，反酸打嗝等，为厥阴肝脏久寒，犯胃生饮，水饮郁逆。

（2）心房扑动，主动脉瓣、二尖瓣、三尖瓣轻度反流，心悸，为厥阴心包阳气虚无力宣通，水饮上冲。

（3）前从少阴入手，振奋少阴阳气，已见成效。刻下以厥阴经脏寒凝阳郁见症为主，故主以当归四逆加吴茱萸生姜汤，散寒开郁、温通经脉。

拟方：当归四逆合吴茱萸生姜汤加生龙牡。

当归 30g	桂枝 10g	白芍 10g	生姜 25g
大枣 30g	炙甘草 6g	通草 6g	细辛 9g
制吴茱萸 20g	生龙骨 30g	生牡蛎 30g	

7剂，颗粒剂，日1剂，分3次服。

结果：诸症大减，抄方继服1周。此方共服14剂后，心律如常，无任何不适。后续合入附子汤以温助少阴阳气，继续调理。

医案五：耳闷昏厥、高血压

李某，女，52岁。2016年6月13日复诊。

病史：（1）高血压；（2）高血脂。

问诊：头昏痛、脑鸣、牙痛，耳中闷堵感，甚则昏厥。精力不济，急躁易怒，两足大趾痛，左胁胀痛。

脉诊：两脉浮弦芤。舌淡红，苔薄白。

望诊：面黄暗。

辨证分析：

（1）左脉弦芤，面黄暗，为厥阴肝寒。

（2）左脉浮，两足大趾痛，左胁痛，为厥阴肝经有寒。

（3）耳闷，昏厥，头昏痛，脑鸣、牙痛，为厥阴肝脏久寒，郁而上冲。

拟方：当归四逆合吴茱萸生姜汤加减。

制吴茱萸 30g	党参 10g	红枣 50g	桂枝 10g
白芍 10g	细辛 10g	通草 6g	炙甘草 6g
生牡蛎 30g	生龙骨 30g	血竭粉 2g	当归 10g
生姜 25g			

7 剂，颗粒剂，日 1 剂，分 2 次服。

结果：服完 7 剂，患者气色、精力明显好转。耳闷、头痛、脑鸣等均减轻，未再昏厥。仍有足大趾痛，左胁胀痛。追溯患者有情志打击后郁闷难舒而致病的病史，焦虑情绪已有数年，心中焦躁，目多黄眵，小便黄。前方加入郁金 10g、合欢皮 30g 加强疏肝解郁、清心安神之功，加减治疗得安。

医案六：腰痛

冯某，女，58 岁。2017 月 12 月 5 日二诊。

病史：（1）痔疮；（2）青霉素过敏。

问诊：腰痛，右髋关节至腿、踝痛，右肩痛，曾腰痛至无法直起。以上痛点遇冷、阴雨天、春季、劳累后加重。做小针刀治疗后缓解，但小针刀治疗遗留针眼处遇下雨天痉挛性疼痛。久坐脚肿，夜尿 1 次，天冷夜尿多、小便频，怕冷；长期手脚冰凉，但不觉冷；口干欲饮冷水；易感冒，感冒上火牙痛，咽痒干咳、偶尔有清稀痰，流清涕；晚上难入睡，浅睡眠，易醒梦多，时有噩梦惊醒；没休息好或走路快时出现心动过速，心慌心悸。前服桂枝芍药知母汤，有所缓解，但无显效。

脉诊： 左脉关细弦涩弱，尺沉细弱；右脉关弦小滑，尺沉弱。

望诊： 肌肤甲错，下肢严重。脱发多，白发多。

舌诊： 舌淡红，苔薄腻，胖大，边有齿痕。

辨证分析：

（1）左关弦弱，一侧腰痛、下肢痛，痉挛性疼痛，遇冷、阴雨天、劳累后加重，长期手脚冰凉久坐脚肿，易有心动过速，心慌心悸，为寒邪深陷厥阴肝经与心包经，经络不通；口干饮冷，上火牙痛，咽痒干咳，痔疮，均为肝寒阳郁，虚火内生所致。

（2）左脉细，脱发，白发，眠浅多梦，长期疼痛不愈，有肝血虚失养的体质。

（3）左脉涩，肌肤甲错，为肝寒而血瘀。

（4）右脉弱，久坐脚肿，天冷夜尿多，天冷小便频，怕冷，前服桂芍知母汤有缓解，兼有太阴少阴阳气不足。

总结： 前从温振太阴少阴入手，有所缓解，却未抓准核心病机，故无显效。目前的主要病机是厥阴经寒凝阳郁，久病必有肝脏内寒，故予当归四逆加吴茱萸生姜汤，专温厥阴，加入川芎兼顾肝寒而血瘀。

拟方： 当归四逆合吴茱萸生姜汤加川芎。

当归 30g	桂枝 9g	白芍 9g	生姜 9g
大枣 15g	炙甘草 6g	通草 6g	细辛 6g
制吴茱萸 6g	川芎 6g		

3 剂，颗粒剂，日 1 剂，分 3 次服。

结果： 服完 3 剂，疗效显著，疼痛迅速缓解。后续以此方加减服用 6 剂，疼痛完全消失，腰腿已完全不痛，脱发减轻，后继续调理他病，腰腿痛未复发。

医案七：HPV56 阳性

任某，女，HPV56 阳性。患者因小腹冷痛和痛经严重来就诊。平素畏寒，但时有怕热，口渴多饮，喜食凉物。面色偏黄偏暗，右脉弦小滑，左脉弦小带芤带软，重按涩弱，舌淡红胖大，苔薄白，边有齿痕，两胁无叩痛。

辨证分析：

（1）左脉弦弱，面色黄暗，平素畏寒，小腹冷痛，为厥阴肝寒。

（2）左脉涩，痛经严重，为宫寒有瘀。

（3）HPV56 阳性提示宫寒有瘀夹毒。

综上，故主以当归四逆加吴茱萸生姜汤温肝散寒通经，加入参、附、蛇床子等振奋阳气祛寒毒为主，适当加入活血化瘀药以宣通气血。

拟方：当归四逆合吴茱萸生姜汤加减。

当归 10g	桂枝 10g	白芍 10g	细辛 10g
炙甘草 6g	白通草 10g	制吴茱萸 30g	生姜 25g
红枣 50g	蛇床子 15g	三棱 10g	莪术 10g
苍术 10g	制附片 10g	党参 10g	

7 剂，颗粒剂，日 1 剂，分 3 次服。

结果：服后小腹冷痛和痛经缓解明显，续以此方加减调理一段时间，复查 HPV 转阴，随访未复发。

医案八：HPV 阳性、乳房胀痛

冬某，女，40 岁，HPV 阳性。原经期乳胀，现持续乳胀，月经不畅，左膝关节痛，困乏无力，纳旺易饥，大便偏干成形，晨起眼皮肿。右脉弦滑较有力，左脉沉细弱弦带涩。舌红，舌尖尤红，胖大。

辨证分析：

（1）左脉沉细弱弦涩，左膝痛、乳房胀痛、月经不畅，为厥阴经寒凝阳郁，经络不通。

（2）右脉弦滑有力，舌尖红，纳旺易饥，大便偏干，兼有阳明胃热。

拟方： 当归四逆合吴茱萸生姜汤加减。

当归 30g	白芍 9g	桂枝 9g	生姜 15g
大枣 30g	细辛 6g	通草 6g	鸡血藤 30g
木瓜 15g	制吴茱萸 15g	生龙牡 30g	王不留行 30g
黄连 1g			

7 剂，颗粒剂，日 1 剂，分 3 次服。

结果： 服药后月经顺畅，乳胀、膝关节痛明显减轻。后续以此方加减治疗一段时间，诸症未复发，复查 HPV 转阴。

医案九：湿疹

胡某，女，2016 年 4 月 13 日初诊。患者四肢湿疹散在分布，见于手掌大鱼际、足心内侧，色红成片，发痒。畏寒，手足冷。胃痛，餐前明显，嗳气多。腰痛，小腹胀、发凉。嗜睡，多梦。性格急躁，神疲乏力。既往痛经，末次月经 2016 年 4 月 8 号，经行 1 天，量少，色暗。

望诊： 舌尖偏红，舌体胖大，苔薄白。

脉诊： 左脉细弦弱；右脉细弦稍带滑，按之软。

辨证分析：

（1）左脉弦弱，为厥阴肝寒。小腹凉胀、怕冷、腰痛、痛经等，为厥阴肝脏久寒。

（2）右脉细弦软，胃痛、打嗝，为肝寒犯胃，脾胃虚寒。

（3）畏寒肢冷，手足湿疹，为厥阴肝经有寒，脾胃虚寒，湿邪外发。

（4）左脉细，湿疹发痒，多梦，月经量少，为肝血虚。

拟方： 当归四逆合吴茱萸生姜汤加减。

桂枝 10g	白芍 10g	炙甘草 6g	细辛 10g
川木通 6g	大枣 30g	制吴茱萸 10g	血竭粉 2g
当归 30g	生姜 25g		

7 剂，颗粒剂，日 1 剂，分 2 次服。

结果： 双手、足部湿疹明显好转，痒减轻，续以此方调理得安，随访未复发。

第七章

吴茱萸汤证
——肝寒而郁，犯胃生饮，痰饮郁逆

一、病机要点

●《伤寒论》第 378 条

干呕，吐涎沫，头痛者，吴茱萸汤主之。

吴茱萸一升（汤洗七遍）　人参三两　大枣（擘）十二枚
生姜（切）六两

上四味，以水七升，煮取二升，去滓，温服七合，日三服。

（一）条文解读

吴茱萸汤的核心病机是：**肝寒而郁，胃虚停饮，肝气夹痰饮上逆**。

"干呕"：肝郁气逆犯胃，致胃气上逆，临床多见干呕、嗳气或呃逆之症。结合吐涎沫和头痛，可以定性为肝寒气逆。

"吐涎沫"：胃虚停饮，故见口水多，吐白色痰沫。今肝寒气郁，肝气犯胃，夹胃中痰饮上逆，故临床上易见泛吐酸水或黏涎，甚至痰气上逆于鼻腔、咽喉、气道、头目，导致各种病症出现。

"头痛"：结合吐涎沫与干呕可知，此头痛应为肝寒气逆，夹胃中水饮上逆于头脑所致。**因为是肝寒气逆，故其头痛多为阵发性，发作时头痛甚剧，但好转也快。因为凡是阵发性加重的症状，大致都与肝有关。**

肝寒气逆的头痛，可以在头的任何部位，不一定局限于颠顶，但头痛在颠顶的多，也可出现前额痛。如果是女同志长期头痛，应重加当归，轻佐川芎等养血活血药。

干呕、头痛、吐涎沫三者并见，肯定就是肝寒而郁，挟水饮上冲，

117

是典型的吴茱萸汤证。

（二）鉴别：吴茱萸汤证和五苓散证

吴茱萸汤证的"干呕、吐涎沫"，须与五苓散证的"脐下有悸，吐涎沫而癫眩"相鉴别。两者都可有头眩昏、吐涎沫的症状，不同之处在于：**五苓散证很少出现头痛，却多有表邪未解和小便不利之症见。吴茱萸汤证既有胃的症状，如胃胀、反酸、吐清水等，又有肝经寒凝、肝寒而郁证，如口苦、烦躁易怒、面色晦暗等，而且多呈阵发性发作。**

二、论吴茱萸的药物特性

吴茱萸汤中最关键的药是吴茱萸。**吴茱萸味辛能开肝郁，性温能散肝寒，味苦烈善于燥湿化痰，又最善平降冲逆。**其降逆之力特别强，对肝寒上冲之气、肝寒水饮，都有很好的治疗作用，所以能降颅内压、降血压、降眼压，降冲逆之气。

吴茱萸是治疗肝寒水饮药，不是补肝阳之药，所以它是治疗肝经的实寒证，不是治疗肝经的虚寒证，故其脉多半弦紧有力。吴茱萸与肉桂不同，肉桂是补肝阳之药，是治疗肝的虚寒证。

由于吴茱萸苦烈之性很强，所以用生吴茱萸入药时，需要用开水泡洗，减轻其苦烈味，留其苦降之性。

三、方药解析

肝寒而郁是核心病机，继发有肝寒犯胃，痰饮郁逆。故主用吴茱萸温肝散寒，燥湿化痰，平降冲逆。

因为有胃虚停饮，故用生姜配吴茱萸温胃化饮，降逆止呕。加人参、大枣补虚养胃，杜绝生痰饮之来源。

同时，因为吴茱萸太过苦燥，易燥伤阴血，故用开水泡洗之外，还加用大枣滋养营血，以制约吴茱萸的燥性。

四、厥阴肝寒气逆，致阳明中寒的病机证治

●《伤寒论》第243条

食谷欲呕，属阳明也，吴茱萸汤主之。得汤反剧者，属上焦也。

条文解读

外感病中，食谷欲呕者，多属胆胃不和。内伤病中，食谷欲呕者，多属肝胃虚寒，胃虚停饮，病位虽在阳明胃，病根却在厥阴肝，故宜吴茱萸汤主之。

《金匮要略》中言："诸呕吐，谷不得下者，小半夏汤主之。"小半夏汤是治疗胃中痰饮停积过多而上逆的专方，病机是饮停于胃，胃气上逆，与肝无关。

由于肝寒而郁与胆郁有火两者的脉证病症极其相似，理论上比较好分辨，而临床上却极难分辨。所以如果服用吴茱萸汤后，呕吐变更重了，就说明其病是胆经郁火犯胃所致。由于少阳经循行于胸胁，其病位在上焦，所以宜改用清宣胆热的方剂治疗，如小柴胡汤等。吴茱萸极苦极辣，

一般人很难接受，但是真正肝寒的病人吃了却很舒服。

●《伤寒论》第 226 条

若胃中虚冷，不能食者，饮水则哕。

条文解读

"若胃中虚冷，不能食者，饮水则哕"，说明不仅胃中虚冷，还有胃气上逆。

胃虚停饮之人，为什么会胃气上逆呢？主要还是因为其人多兼有肝气上逆的病机。肝寒而郁，肝气就容易上逆，肝气郁逆就易犯胃，所以**阳明中寒证，兼有肝寒气逆者，最适合用吴茱萸汤来治疗**。吴茱萸汤证看似是阳明病，其实是典型的厥阴病。

●《伤寒论》第 197 条

阳明病，反无汗，而小便利，二三日呕而咳，手足厥者，必苦头痛。若不咳不呕，手足不厥者，头不痛。

条文解读

张仲景所说的"阳明病"，是指阳明气失通降，出现了不大便者。外感阳明病，多因邪热燥伤胃肠津液所致，故多汗出，小便黄少，大便干结。

其人大便秘结，却无汗，小便自利，显然不是阳明燥热在里。今不大便二三日，同时还见"呕吐，咳嗽，手足厥冷"，显然是肝寒气逆，挟寒饮上逆之象。如果没有肝寒而郁，肝气犯胃，光有胃虚停饮，一般是不会上冲上逆，更不会上冲至头目。寒饮上逆，轻则至胃，故呕；寒饮上逆至肺则咳；寒饮上逆至头，必苦头痛。所以，头痛与不痛，取决于肝寒上逆的程度。

由此可见，吴茱萸汤既能治疗呕吐等胃病，又能治疗咳嗽、哮喘等肺系疾病，还能治疗头晕、目眩、头痛等头面五官科疾病。总之，只要病机符合**肝胃虚寒，肝寒而郁，痰饮上逆者**，就都可以治。

●《金匮要略·呕吐哕下利病脉证治》

呕而胸满者，茱萸汤主之。

条文解读

单纯胃虚停饮一般不会呕吐，胃中积饮太多了也会呕吐，但不会出现胸满伴呕吐。因为肝胆经布散于胸胁，所以呕吐伴胸闷者，**在内伤病多为肝寒犯胃的吴茱萸汤证，在外感病多为胆热犯胃的小柴胡汤证**。

五、鉴别：吴茱萸汤证与小半夏汤证、干姜人参半夏丸证

如果没有肝寒而郁，即便是有胃虚停饮，寒饮也很难冲逆到头部，一般也不会具有阵发性的特点。虽然胃虚停饮也可以见到呕吐、胃胀、心悸，治疗最多只需用半夏、生姜化痰降逆，如小半夏汤、小半夏加茯苓汤。如果脾胃虚寒兼胃虚停饮，可以用干姜人参半夏丸之类温中健脾兼化饮，但绝不会用吴茱萸这种温肝散寒、性极苦燥、温降力极强的药物来治疗的。

六、鉴别：少阴阳虚之烦躁和厥阴肝寒之烦躁

●《伤寒论》第 309 条

少阴病，吐利，手足逆冷，烦躁欲死者，吴茱萸汤主之。

（一）条文解读

厥阴病肝寒也会导致肝气郁滞。如果肝寒轻，则肝气郁滞也较轻，可表现为肝经郁滞的病症，如胁肋疼痛、痛经、胸闷等。

如果肝寒重者，则肝气郁滞也重，甚至会导致全身的阳气郁滞，从而出现类似少阴病的症状，如精神萎靡不振、乏力、怕冷、手足发凉逆冷等。

肝寒而郁，肝寒犯胃，则呕吐；肝寒乘脾，则下利。所不同的是，肝寒而郁的病人，常有烦躁不安，甚至是烦躁欲死的特点，而少阴病阴寒证重者，其手足躁动明显，而心烦反而不重，是其主要区别之一。

（二）鉴别几种不同的"烦躁"

（1）肝寒引起的阳气内郁，其人常有很严重的烦躁，甚至是烦躁欲死，并且有阵发性的特点，其代表方就是吴茱萸汤。

（2）肝气郁结可以导致阳气内郁，也可以有烦躁，但不会到烦躁欲死的程度，治宜四逆散。

（3）少阴病肾阳虚也会出现烦躁，但躁多而烦轻，而且多在烦劳后或激动后出现人躁动不安，心烦较轻，甚至不烦，治宜四逆汤辈。

七、辨证要点

1. 脉诊：因为有肝寒而郁，所以左关脉多见弦紧。左关弦紧有力，提示肝寒而郁较重；左关弦迟兼虚，或轻按脉弦有力，重按脉见迟缓，提示肝虚寒而郁。因为胃虚寒有停饮，所以右关脉多见弦而虚。

2. 常见症状：呕吐伴有胸满闷；呕吐下利伴有手足逆冷、烦躁欲死；干呕，吐涎沫，头痛；食谷欲呕。

总之，临床上若遇见**肝经和胃经寒凝之症，再兼有痰饮上逆**者，肯定是吴茱萸汤证。

（可参见第六章中"肝脏久寒的辨证要点"）

八、临证心得

肝寒而郁，在临床上辨别比较困难而复杂。因为肝寒而郁，也会出现口苦、头痛、牙痛等症。口苦不一定是实热，也可能是虚热、虚火。如果肝寒而郁较重，病人也会出现口苦、泛吐酸水等肝郁的典型表现。

（关于少阳与厥阴之分辨，可参见少阳病篇第二章"少阳病总论"）

肝寒而郁，夹胃中痰饮上冲，若上冲至咽喉，可以出现类似慢性咽炎的表现，咽喉有痰难出；若上冲至气道，可以出现咳嗽，甚至是哮喘、咳喘；若上冲至耳部可以出现耳鸣耳聋；若上冲至眼部，可以出现眼压高、青光眼；若上冲至头部，可以出现头痛、眩晕，甚至癫痫、血压高；若横逆犯胃，可以表现为慢性胃炎、反流性食管炎；如果只是郁逆于胸部，可以出现心脏病的症状，如胸闷、心痛等。

临床上只要见到一两个要点，就可以用吴茱萸汤加减来治疗。

九、医案举隅

医案一：胃痛

孙某，男，51 岁。2016 年 5 月 19 日就诊。

问诊：右侧肾结石和右侧肩周炎病史，右颈动脉斑块，HP（+）。平时胃疼，左臂发麻、右侧腰痛，曾服四逆散合桂附理中汤后上证缓解。现疲劳乏力，凌晨 4～5 点易头汗出。下午 4～5 点胃痛喜按，食后缓解。食后胃胀，打嗝，喜热食，不喜冷饮；眼干眼胀，性急易怒。大便稀软。

脉诊：左细弦弱；右关弦细无力，寸缓，尺沉滑缓。

望诊：舌淡红胖大，苔根黄腻。

辨证分析：

（1）右关脉弦细无力，下午 4～5 点（阳明主时）胃痛喜按，食后缓解，喜热食，便溏，为阳明胃虚寒。

（2）左关弦弱，凌晨 1～7 点汗出（厥阴主时），眼胀不适，为肝寒而郁，肝气上逆。

综上，此属肝寒而郁、木克土之证，治应温肝降逆、温胃散寒。

拟方：吴茱萸汤原方。

吴茱萸 15g　　　人参 10g　　　大枣 50g　　　生姜 25g

7 剂，颗粒剂，日 1 剂，分 2 次服。

二诊（2016 年 5 月 26 日）：服上方，前两日感觉舒快，然第 3 日起肝区不适。故服 3 剂后即停药，停药后缓解。现胃痛不明显，眠差改善，眼已不胀。下肢仍乏力。右脉浮缓芤软弱，左脉细弦芤弱。舌淡红胖大，苔薄腻而润。

辨证分析：患者眼已不胀，然病机未变，只是吴茱萸量大，稍嫌温燥，药病相争，反应较明显。上方吴茱萸减量，仍用此方。

吴茱萸 10g　　　人参 10g　　　大枣 50g　　　生姜 25g

7 剂，颗粒剂，日 1 剂，分 2 次服。

三诊（2016 年 6 月 2 日）：服上方，各证明显缓解。现肝区疼痛消失，胃已不痛。早晨汗出减少。大便较前成形。尚眼花，面黄偏暗。后以苓桂术甘汤加附子善后。

医案二：冠心病、糖尿病、头痛

王某，女，60 岁。患者素体较差，患冠心病、糖尿病 20 余年。曾多次发作心力衰竭、心肌梗死，2008 年曾发生糖尿病高渗昏迷，2009 年脑梗死，均以中药治疗缓解。现住某三甲医院内分泌科调理血糖。2016 年 6 月 18 日患者突发左侧头痛明显，恶寒汗出，左上肢及左下肢冷痛明显。其面色黄白少华，眼睑略浮肿，人乏力无神。睡眠差，易醒。小便不利，量少而黄；大便尚可。左边太冲及合谷穴压痛明显，按压后足冷痛缓解。

脉诊：左弦细芤弱，尤以关弦细明显；右沉细弦弱。

望诊：舌淡苔白，舌下稍瘀。

腹诊：腹部肌肉松软，无明显压痛。

辨证分析：

（1）患者素体虚弱，右脉沉细弦弱，为阳气不足。

（2）左关弦细无力，太冲、合谷压痛，为肝寒而郁。

（3）头痛、肢体冷痛呈阵发性发作，为肝寒上冲。

（4）眠差易醒，为肝寒不藏魂。

（5）小便不利是肝寒而郁，导致三焦气化不利。

综上，此为肝寒而郁，故应予温肝散寒降逆之法。

拟方：吴茱萸汤原方。

吴茱萸 15g   人参 10g   大枣 30g   生姜 30g

1 剂，水煎服，日 1 剂，分 2 次服。

结果：当晚服药一盏，翌日探望其告知已不头痛，恶寒汗出亦减少，肢体疼痛减。

医案三：恶心、头痛

王某，女，59 岁。素体弱，近日受凉，咳嗽频作。2014 年 8 月 14 日恶心头痛甚求诊。患者自述前日食"葛根面"一碗后，突感恶心欲呕，头痛难忍，恶寒，咳嗽加重。刻下：恶寒，头昏痛无神，恶心时作，痰涎清稀，面色蜡黄夹青，纳呆眠差，血压 157/84mmHg。

脉诊：左脉初取弦劲有力，沉取芤；右脉沉细紧。

望诊：舌淡晦少苔。

辨证分析：

（1）患者素体弱，右脉沉细兼紧，为阳虚寒凝。

（2）左脉弦劲，重取无力为肝寒。

综上，此为素体阳虚，肝寒上逆之证。

拟方：吴茱萸汤合小半夏汤加附子。

制附片 90g   吴茱萸 6g   党参 15g   姜半夏 20g

大枣 5 枚 g   生姜 50g

1 剂，水煎服。

翌日复诊：患者自诉当晚服药一盏后一夜安睡，咳嗽未作。现头已不痛，胃中舒适，唯精神稍差，清晨血压 126/65mmHg。脉沉缓，舌淡晦苔稍增。续服两三次后，头痛恶心已除。

学生自按：患者素体羸弱，脾胃虚寒，食用"葛根面"伤及脾胃阳气，肝木乘之，故成肝气挟寒上逆之象。吴茱萸汤合小半夏汤降逆暖肝，加附子以加强温阳之力。遵仲景伤寒六经辨证而施治，故疗效显著。

（学生顾然医案）

医案四：高血压

孙某，女，66岁。高血压多年。2016年4月21日初诊。患者面红无华，精神差。眠差多梦易醒，头昏胀，眼昏蒙不适。潮热汗出，恶风。口干，胸口发热。咳嗽痰多，白黏痰易咳。腰腿酸软，小腹胀，左下腹常酸痛不适。夜尿多，每次量少。大便黏。

脉诊：左脉关浮弦滑长而无力，尺沉弱；右脉弦细无力，尺沉弱。

望诊：舌淡红，干燥，苔薄黄。

辨证分析：

（1）左关滑长，高血压，面红、头昏、失眠、眼睛不适、胸口发热、口干、潮热汗出，为肝阴亏虚，阳亢阳浮。

（2）左关浮弦而无力，咳嗽痰多白黏，为肝寒而郁，挟水饮上冲。

（3）患者面色无华、精神差，右脉弦细无力，右尺沉弱，下肢酸软、小腹胀痛，夜尿多，是肾阳虚弱，气化不利。

总之，肝肾阴阳两虚，阳亢阳浮，兼肝寒而郁，水饮上逆。治宜调和阴阳，收敛浮阳，温肝散寒。

拟方：二加龙牡汤去白薇合吴茱萸汤加减。

桂枝10g	杭白芍10g	生姜15g	大枣15g
炙甘草6g	制附片15g	吴茱萸15g	党参10g
生龙骨30g	生牡蛎30g		

7剂，颗粒剂，日1剂，分2次服。

结果：复诊时患者告知，服上方后，睡眠明显改善，头昏胀痛等明显好转。

医案五：妊娠呕吐

李某，女，31 岁。人流 1 次，空孕囊流产 1 次。第 3 次怀孕 40 天时纳差，呕吐，恶心，白痰多，人乏力明显，头疼，如坐舟车，便秘，晨起浑身酸疼（感觉好像干了很多活，其实不然），反酸，每天早上固定吐两口酸水，时吐白沫，胃堵胀。因先兆流产住院 15 天。

一诊拟方： 感冒小方加减。

苏叶（后下）6g 陈皮 5g 　　　生姜 6g 　　　大枣 15g

党参 6g

5 剂，水煎服，日 1 剂，分 2 次服。

服上方两天后，痰明显减少。

二诊拟方： 半夏厚朴汤加当归、党参。

半夏 8g 　　　厚朴 5g 　　　生姜 8g 　　　苏叶 3g 茯苓 6g

当归 8g 　　　党参 5g

7 剂，颗粒剂，日 1 剂，分 2 次服。

结果： 服上方呕吐改善不明显，只是乏力好点，大便不干了。

三诊拟方： 吴茱萸汤加当归。

吴茱萸 3g 　　　党参 3g 　　　生姜 3g 　　　大枣 10g

当归 3g

5 剂，颗粒剂，日 1 剂，分 2 次服。

结果： 服后呕吐好转，食欲大增。随访 1 月，未复发。

（学生张玲医案）

医案六：左眼失明、右眼视物变形

姜某，男，67 岁。2018 年 5 月 25 日初诊。

主诉：左眼失明 4 年余，右眼视物模糊、视物变形 4 年余。

病史：（1）眼底出血、黄斑水肿。2013 年，左眼眼底出血致盲，右眼轻微黄斑水肿，予中药治疗。2018 年 4 月 20 日，突觉视力下降，视物发暗，遂前往中国中医科学院眼科医院住院。OCT 检查示：黄斑水肿严重，伴少量眼底出血、白内障、玻璃体混浊。先予血塞通注射液，视力明显好转。后注射眼针（球内注射雷珠单抗），视力未见好转，但检查示黄斑水肿减轻。（2）陈旧性多发腔隙性脑梗死。（3）颈椎间盘突出。2017 年 1 月，乘坐公交车时睡着，醒来发现双腿发软、行走困难。于东直门医院检查示颈椎间盘突出严重。本次发病原因是坐公交睡觉时车晃动，导致颈椎间盘突出加重。未行治疗，症状即消失。（4）前列腺肥大。

问诊：左眼失明、无光感；右眼视物模糊（视力 0.6）、视物变形。小便无力。手脚心热、后背发热、咽部发热。紧张时手抖，偶头颤。难入睡，怕热，健忘，不喜饮，咳嗽有痰块，色白黄、稠厚、有咸味。吸烟史 50 年。

望诊：面暗色紫红，舌红，苔黄腻，舌下瘀。腹部黑斑多，乳头黑，目赤，肝掌。

脉诊：左寸细涩，关脉浮弦小软，尺沉弦；右关脉小弦缓芤。

腹诊：心下无压痛，中脘压痛，小腹压痛，下肢肌肤甲错。

辨证分析：

（1）肝开窍于目，左眼出血致盲，血塞通点滴后，视力有明显好转，另有脑梗塞、前列腺肥大病史，左脉弦涩，面色紫红，肝掌，腹部黑斑多，乳头黑，中脘及小腹压痛，下肢肌肤甲错，均为肝经血分瘀堵之证。

（2）左关脉浮弦小软，左尺脉软，手脚心热、后背发热、咽部发热，怕热，舌红，目赤，颈椎间盘突出，健忘，难入睡，紧张时手抖，偶头颤，均为肝阴血亏虚兼见阳浮之象。

（3）左关脉小弦软，右关脉小弦缓芤，右眼黄斑水肿，咳嗽痰色白

黄而稠厚，不喜饮，苔腻，为肝寒而郁，胃虚停饮，痰饮上逆。（吴茱萸汤证）

拟方：吴茱萸汤合下瘀血汤、佛手散加减。

吴茱萸 20g	党参 10g	生姜 18g	大枣 50g
桃仁 10g	酒大黄 6g	水蛭粉 3g	当归 20g
川芎 30g			

7 剂，颗粒剂，日 1 剂，分 2 次服。

二诊（2018 年 6 月 1 日）：服药后视力、手抖有改善，手脚心、后背、咽部发热均减轻，健忘甚，咳嗽减轻，仍有痰、痰带咸味；小便无力、色黄、有泡沫、气味大。

辨证分析：

（1）服用温阳药后，热象反而减轻，证明是阳浮。

（2）因患者痰咸、小便无力、健忘严重，必有肝肾阴虚之证。

（3）前方养阴药较少，虑吴茱萸过于苦温，容易燥伤阴血，故前方吴茱萸减半，川芎减量，并加入熟地黄，含金水六君煎之意，以加强滋补肝肾，兼以化痰。

拟方：吴茱萸汤合下瘀血汤、佛手散加熟地黄。

吴茱萸 10g	党参 10g	生姜 18g	大枣 50g
桃仁 10g	酒大黄 6g	水蛭粉 3g	当归 20g
川芎 10g	熟地黄 30		

7 剂，颗粒剂，日 1 剂，分 2 次服。

结果：服后视力进一步改善，痰咸、小便无力等减轻，继续调理治疗。

医案七：胃炎、眼花眼胀

饶某，女，60 岁。

病史：（1）胃炎；（2）白内障，黄斑变性；（3）哮喘史；（4）颈动脉斑块；（5）股骨头坏死置换术后。

问诊：患者长期易感冒，表现为咽痛，咽肿，清鼻涕，鼻塞，咳黏绿痰，喘，纳差。之前经常服用清热解毒药。刻下：眼花眼蒙眼胀，怕冷，胃痛，打嗝，胃胀，烧心，易腹泻，食凉明显，泻前腹痛，泻后得舒，气味大，小便黄赤，淋漓不尽，咳则遗尿，起夜两次，入睡可，多梦易醒，性急，手脚麻，腿抽筋，怕风，前额痛，腰酸痛。

脉诊：左脉浮弦滑较有力，按之芤，寸浮小滑；右脉偏浮弦滑较有力，按之芤明显，尺沉弱。

望诊：舌淡红，苔薄黄腻，舌下稍瘀。

腹诊：心下压痛，脐上压痛，下腹压痛，两胁叩痛。

辨证分析：

（1）左脉浮弦滑而有力，结合眼花眼蒙眼胀、小便黄赤、性急等当考虑肝郁化火。

（2）但患者因有长期服用清热解毒药史，且怕冷而易腹泻，当从肝阳受损，肝寒而郁考虑。

（3）眼花蒙胀为肝寒夹水饮上冲。

（4）怕冷，胃痛，胃胀，打嗝，受凉易腹泻，前额痛（阳明经循行处）为肝寒犯胃。

（5）左脉按之芤，手脚麻，腿抽筋，腰酸痛，多梦易醒，为肝阴血亏损。

拟方：吴茱萸汤合佛手散、反左金丸。

吴茱萸 10g	生姜 15g	大枣 30g	党参 10g
当归 10g	川芎 6g	黄连 1g	

7剂，颗粒剂，日1剂，分2次服。

结果：服上方后，眼花眼蒙眼胀好转，胃痛胃胀打嗝好转。原方吴茱萸量大，嫌其温燥伤阴，故前方改吴茱萸 5g，生姜 10g，当归 20g，继服 5 剂而愈，随访未复发。

（学生张鹏医案）

医案八：过敏性鼻炎、子宫内膜增生术后

崔某，女，45 岁。

病史：（1）子宫内膜增生术后；（2）甲状腺结节；（3）过敏性鼻炎 23 年（多发于 3～4 月）。

问诊：鼻痒、打喷嚏，咽干，眼肿眼痒喜揉。脾气急，偶心慌、胸闷，不耐寒热，不喜饮，二便可。术前长期痛经、经色黑，有血块，经前怕冷，喜辣，时有恶心。

脉诊：左脉浮弦；右脉细弦偏沉。

望诊：面色暗，舌淡红，胖大，苔薄白腻，咽喉暗红，头发偏白。

辨证分析：

（1）左关浮弦，右关沉细弦，面色暗，舌胖苔薄腻，术前痛经、经色黑，经前怕冷，喜辣，不喜饮，时有恶心，为肝寒犯胃生饮。

（2）鼻痒、打喷嚏，咽喉色偏暗，眼肿眼痒喜揉，心慌、胸闷，为肝寒挟水饮上冲。

（3）甲状腺结节，子宫内膜增生，经期有血块，脾气急，既怕冷又怕热，为气血瘀滞，本在肝寒。

（4）中年女性，头发偏白，脉细，咽干咽红，为阴血不足。

拟方：吴茱萸汤加当归。

吴茱萸 10g	生姜 18g	大枣 30g	人参 10g
当归 20g			

7 剂，颗粒剂，日 1 剂，分 2 次服。

结果：服上方后鼻炎迅速缓解，面色较前明润。肝寒渐去，考虑吴

茱萸苦燥易伤阴血，故吴茱萸减半，再入白芍，加强滋养阴血，进退 14 剂得安。

医案九：子宫多发肌瘤、心动过缓、筋结

胡某，女，55 岁。2018 年 6 月 15 日复诊。

病史：（1）子宫多发肌瘤；（2）乳腺增生；（3）心动过缓；（4）心肌供血不足。

问诊：四肢有筋结，固定不移。右膝内侧有压痛，心窝处有结节。手抖，头晕，晨起手僵，脚怕冷，胆小，两胁发胀，夜里两三点易醒，按某些穴位嗳气，大便黏。

脉诊：左脉浮弦芤缓弱，尺沉芤弱偏缓；右脉浮弦芤缓弱，尺沉细弦缓弱。

望诊：面色暗。舌淡红，胖大，有齿痕，苔黄腻偏灰黑，舌下瘀。

腹诊：心下无压痛，中脘压痛明显，下腹压痛偏实，右胁叩痛，双腰叩痛，下肢静脉曲张。

辨证分析：

（1）左脉浮弦缓，右腰胁叩痛，面色暗，乳腺增生，胆小，两胁发胀，夜里两三点易醒（厥阴主时），点穴有嗳气，为肝寒而气郁。

（2）右脉浮弦芤缓弱，舌胖大有齿痕，苔黄腻偏灰黑，大便黏，为胃虚有停饮。（1+2 即吴茱萸汤证）

（3）中脘压痛，下腹压痛偏实，左腰叩痛，下肢静脉曲张，子宫多发肌瘤，四肢筋结，心窝结节，为肝经血分瘀堵。（化瘀消癥药）

（4）左脉芤弱，手抖、头晕、晨僵，心肌供血不足，右脉也弱，心动过缓，为气血亏虚。（当归补血汤证）

拟方：吴茱萸汤合当归补血汤加三棱、莪术等。

吴茱萸 30g　　　党参 10g　　　生姜 18g　　　大枣 50g

| 三棱 20g | 莪术 20g | 鸡内金 6g | 土鳖虫 6g |
| 桃仁 6g | 当归 20g | 川芎 10g | 炙黄芪 30g |

7剂，颗粒剂，日1剂，分2次服。

结果：服药后，四肢筋结基本消退，胸部疙瘩缩小，余症多有好转，但服药期间出现头晕加重伴乏力、血压降低（95/58mmHg），2天后好转。考虑前方活血力大，伤及气血。气血亏虚之体，过用化瘀药，则越化越瘀，故转用温经汤治疗以兼顾气血亏虚。后筋结全消，并未复发。

医案十：慢性咽炎

某女，55岁。患慢性咽炎多年，咽喉异物感明显，痰黏滞。因咽喉不利，常服清热利咽中成药。前予半夏厚朴汤等效果不明显。其人脾气急，烦躁易怒。口苦明显，时有口干。眼睛胀痛，干涩，没有目眵。现已绝经，原月经颜色偏黑，易痛经。纳差。睡眠不佳，每天凌晨1～3点易醒。大便不畅而黏，前干后软，小便可。

脉诊：左脉弦小按之芤；右脉沉细弱。

望诊：人偏胖，面色黄暗。舌淡红苔白腻，舌下瘀。

腹诊：右胁叩痛，少腹压痛。

辨证分析：肝寒夹水饮上冲，肝寒而郁导致肺气郁闭。

拟方：吴茱萸汤原方。

| 吴茱萸 15g | 党参 10g | 生姜 20g | 大枣 50g |

7剂，颗粒剂，日1剂，分2次服。

二诊：服药1周，患者咽喉不利明显缓解，大便较前顺畅，眼睛胀痛似有减轻。上方虽切中病机，但稍嫌温燥，遂减吴茱萸用量，加入养血之品。

| 吴茱萸 10g | 党参 10g | 生姜 15g | 大枣 50g |
| 当归 20g | 川芎 6g | | |

7 剂，颗粒剂，日 1 剂，分 2 次服。

结果： 后患者到海南过冬，要求继续服药，我以逍遥散加减善后。1 个月后，患者微信反馈各症均缓解，咽喉不利已基本消失。

医案十一：晚期胰腺癌

任某，女，58 岁，胰腺癌术后。2016 年 6 月 30 日初诊。

问诊： 患者几年前开始胃胀，继而左中腹疼痛，自行服止痛药缓解。2016 年春节后日渐消瘦，腹痛难忍，面色黄少华，食欲差，口干少饮，口略苦。均以胃痛治疗罔效。2016 年 6 月 24 日，因胃痛难忍、发作频繁至北京某医院检查治疗，入院检查诊为胰腺癌晚期，因广泛转移并且无手术指征，因胆管狭窄行胆囊支架术，术后未大便。住院期间饮食下降，纳呆，胃疼反而加重，只能以外用止痛药缓解症状。因多方就诊无望，经人介绍前来求诊。

刻下：腹痛难忍，神疲乏力，左腹至中腹部可扪及一长条形、不规则肿物。腹痛以左中腹为主，夜间加重。纳呆，饭后右腹胀痛、痉挛性疼痛。四肢不温。小便黄，量可。腰胁酸痛。大便数日一行，每次均极度困难。

原月经色暗红、血块、痛经，育有 1 子，刮宫 1 次。长期情绪差，大便不成形，脐下冰凉，偶胸闷，怕冷，覆被缓解，但欲寐。平素饮茶，喜食红豆、薏米。

脉诊： 左脉沉细涩弱；右脉滑，关细弦弱，三部重按无力，尺沉弱。

望诊： 面色苍白无华，眼周发暗，眼袋深重。舌淡暗，苔薄白腻，舌体胖大。

腹诊： 右上腹、左下腹压之刺痛，按压脐周胀痛，两胁叩痛。

辨证分析：

（1）左脉涩，右上腹、左下腹刺痛，按压脐周胀痛，左胁叩痛，胰腺癌晚期，腹痛夜甚，血分瘀堵明显；饭后胀痛、大便难解，为血分瘀导致气分郁。

（2）刻下右脉弱、右尺沉弱，舌淡暗胖大，眼周发暗、眼袋深重，但欲寐，神疲乏力，畏寒，痉挛性腹痛，大便不成形，四肢不温，脐下冰凉，为少阴阳虚阴寒内盛。（四逆汤证）

（3）左脉沉弱，右胁叩痛，长期情绪差，既往痛经有血块、刮宫史，为厥阴肝寒而郁（宫寒）。（吴茱萸汤证）

（4）左脉细，面色苍白无华，腰胁酸痛，兼有阴血不足。

综上，患者刻下以厥阴少阴阴寒之证为主，必先行扶阳抑阴、温肝散寒之法，适当兼顾血虚血瘀即可。待阳复阴退后，再行化瘀消癥等祛邪之法。

拟方：四逆汤合吴茱萸汤。

炮附片 30g	干姜 10g	炙甘草 6g	吴茱萸 10g
人参 10g	大枣 30g	砂仁 6g	三棱 6g
莪术 6g	三七 3g	当归 10g	川芎 6g

7剂，颗粒剂，日1剂，分2次服。

结果：服药后，患者精神增加，腹痛明显缓解。于我处继续调理。

医案十二：颈动脉狭窄、浅表性胃炎、十二指肠球炎

堂弟余某，男，43岁。

病史：（1）颈动脉狭窄；（2）慢性浅表性胃炎；（3）慢性十二指肠球炎；（4）慢性反流性食道炎。

问诊：左侧太阳穴及眼部发胀，舌头发热辛辣感，咽部、食道、胃部有火辣感，胃中嘈杂，大便干结成球，日1～2次，矢气多，咽部有痰难咯量不多，纳差，食无味。

脉诊：左脉寸沉细弱，关浮弦软，尺沉细；右脉寸沉细弱，关细弦

缓软，尺沉细软。

望诊：面色暗黑，消瘦，舌质暗红，苔白腻。

辨证分析：

（1）慢性疾病，面色暗黑、消瘦，脉弱，阴证体质无疑。故舌头发热辛辣感，咽部部食道火辣感等"热象"实为虚火，不可徒认为实火而执用清泻之法。

（2）左关浮弦软，右关细弦缓软，左侧太阳穴及眼部发胀，上消化道火辣感，纳差、嘈杂，苔白腻，咽部有痰难咯，均为肝寒而郁，犯胃生痰，痰气郁逆的表现；便干结为肝郁犯胃气逆，津液不下所致，非阳明胃热津伤。

（3）半夏厚朴汤证的病机为气郁生痰、痰气上逆，并无厥阴肝寒的病机。若患者痰滞咽喉突出，且有明显的胃胀、胸闷、嗳气等痰气交阻见症者，可合入半夏厚朴汤。

（4）左侧太阳穴及眼部以胀感为主，考虑为肝寒气郁上冲所致，为气分病；若以刺痛为主或晚上疼痛加重且拒按，那可能兼有肝血络瘀滞，因肝经寒凝而致瘀，须加当归、川芎等祛瘀温通之品。

拟方：吴茱萸汤原方。

吴茱萸 30g　　　人参 10g　　　生姜 20g　　　大枣 50g

7 剂，水煎服，日 1 剂，分 2 次服。

结果：服药后，患者症状很快缓解，舌头及胃部灼热感已无。大便顺畅，随访未复发。

医案十三：过敏性鼻炎

张某，女，45 岁。2018 年 5 月初诊。

问诊：患者为北医三院进修大夫，工作强度高，精神压力大。近期天气变化，鼻炎发作明显。鼻塞，晨起连续喷嚏，清涕如流水，头昏胀时有头痛，眼睛胀痛，人烦躁，口干不欲饮。肢体发麻，下肢无力。眠差易醒。纳一般。大便不畅，小便可。

脉诊： 左脉关弦紧而缓，按之芤，尺沉弦；右脉关弦芤，尺沉弱。

望诊： 面色青黄，舌淡红，苔白腻，舌下瘀。

腹诊： 腹部偏拘急，右胁叩痛，肩胛叩痛。

辨证分析：

（1）患者左脉弦紧而缓，右胁叩痛，情绪稍有焦虑，头昏痛，人烦躁，眼睛胀痛，天冷加重，清涕如水，此肝寒而郁，挟水饮上冲之象。

（2）肢体麻，睡眠差，兼有肝血虚。

拟方： 吴茱萸汤合佛手散加味。

吴茱萸 10g	党参 10g	生姜 20g	大枣 30g
当归 30g	川芎 6g	苏叶 6g	

7剂，颗粒剂，日1剂，分2次服。

结果： 患者服药后微信告知，服药第3天鼻炎症状就基本消失，服药1周后所有不适都完全缓解。后因工作繁忙未再复诊，嘱可常服逍遥丸以调和肝脾。

学生自按： 吴茱萸汤常用于治疗肝胃虚寒、水饮上冲之证，此患者肝郁表现明显，然若不仔细推敲，恐难从肝寒角度入手，左关弦紧但脉缓是辨证关键。临床中，疾病纷繁复杂，若无准确的脉诊，很难从庞杂的症状中找出一条明线。

（学生顾然医案）

医案十四：漏下、痛经

张某，女，47岁。2018年7月2日初诊。

问诊： 月经淋漓不尽多年，色黑，有血块，痛经，行经第3天浑身乏力，经期未忌瓜果。着急、劳累易打嗝，饥饿时心慌乏力伴胸前刺痛感，耳鸣，脚后跟疼，久坐尾椎疼，颈椎、腰椎不适。平时易疲倦乏力，二便可。

脉诊： 左脉沉细弦弱；右脉沉细弦弱偏迟缓。

望诊： 舌淡暗红，苔淡黄厚腻，舌下瘀。

腹诊： 上脘、中脘压痛，脐上压痛。

辨证分析：

（1）左脉沉弦弱，脐上压痛，漏下，痛经，色黑，有血块，经期进食瓜果史，为宫寒有瘀。胞宫为厥阴肝所主，故宫寒即厥阴肝寒；舌下瘀，上脘、中脘压痛，胸前刺痛感，也提示血分有瘀。

（2）着急易打嗝，耳鸣，苔淡黄厚腻，经期乏力，为肝寒气郁，犯胃生痰。

（3）两脉弱，漏下多年，疲倦乏力，劳累易打嗝，饥饿时心慌乏力，脚后跟疼，久坐尾椎疼，颈椎、腰椎不适，为气血亏虚。

拟方：

经期方： 温经汤合失笑散。

吴茱萸 9g	桂枝 6g	生姜 6g	当归 6g
川芎 6g	牡丹皮 6g	白芍 6g	阿胶 6g
党参 10g	炙甘草 6g	姜半夏 6g	麦冬 9g
生蒲黄 10g	炒五灵脂 10g		

7 剂，颗粒剂，日 1 剂，分 2 次服。

平时方： 吴茱萸汤合失笑散。

吴茱萸 9g	党参 9g	生姜 18g	大枣 30g
生蒲黄 6g	炒五灵脂 6g		

28 剂，颗粒剂，日 1 剂，分 2 次服。

结果： 服上方温经汤、吴茱萸汤均管用，月经淋漓不尽已愈，痛经愈，打嗝明显好转。后因犯过敏性鼻炎而重新就诊，询问得知漏下、痛经未复发。

医案十五：青光眼、帕金森病？

杨某，男，55 岁。2017 年 11 月 25 日初诊。

病史：（1）青光眼；（2）帕金森病？（3）脂肪肝、胆囊炎；（4）前列腺炎。

问诊：眼压 18 ～ 25mmHg（正常值为 10 ～ 21mmHg），偏高。右眼视物不清，眼痒流泪。难以入睡，多梦。疲倦。纳旺，素喜饮茶。大便不畅。胃怕凉，食凉即痛，时反酸打嗝。咽有黏痰，量少易咳，似有咸味。小便不利，偶有泡沫。牙齿脱落多。走路不稳，身体往右偏斜，手颤、舌颤，西医诊断为疑似帕金森病。

脉诊：左脉细弦缓弱，尺沉弱；右脉沉细缓软弱，尺沉弱，关带弦缓弱，滑象不明显。

望诊：面色浮红偏黄暗，唇暗。舌淡红胖大，裂纹多，苔根部黄腻，舌下稍瘀。指甲竖纹多。

腹诊：腹胖松软，无压痛。右胁叩之不适。

辨证分析：

（1）左脉弦缓弱，右胁叩之不适，青光眼，视物不清、眼痒流泪，大便不畅，胃怕凉，时反酸打嗝，咽有黏痰，提示肝寒气郁，犯胃生饮，痰饮郁逆。（吴茱萸汤证）

（2）右脉沉细缓软弱、尺脉沉弱，阴证面色，舌胖大，腹胖松软，小便不利有泡沫，走路不稳，手颤舌颤，为肾阳虚水饮上冲。舌苔仅根部黄腻，此为肾阳虚气化不利，水湿下停蕴热，不可按湿热实证论治。（真武汤证）

（3）鉴别：胃纳旺、入睡困难、面浮红，却见两脉缓弱，阴证面色，说明为阳虚阳浮，不可按实火论治，加生龙牡以潜镇浮阳。

（4）左脉细，舌有裂纹，指甲竖纹多，多梦，兼肝血不足，加当归养肝。

拟方：真武汤合吴茱萸汤加当归。

炮附子 15g	白术 6g	茯苓 10g	白芍 10g
生姜 18g	吴茱萸 15g	大枣 30g	党参 10g
当归 20g	生龙骨 30g	生牡蛎 30g	

7 剂，颗粒剂，日 1 剂，分 2 次服。

嘱：停止饮茶，停服各种西药及保健品，中药不效时方可用西药。

二诊（2017 年 12 月 22 日）：服药 1 周，已停所有西药。眼压下降至约 18mmHg，手颤减，眠改善，胃部舒适。续抄上方 1 周，诸症减轻，但是手颤、头颤有加重，腰酸腿软明显，仍时常眠差，两尺沉弱。

辨证分析：

（1）服药 2 周，诸症减轻，说明主病机辨证较准确。

（2）但是出现颤抖加重，考虑为水饮去而阴血伤明显，血虚生风所致。

（3）而两尺弱、腰酸腿软明显、牙齿脱落多、时眠差、痰似有咸味，为肝肾亏虚。

（4）用前方后阴寒渐去，患者阴阳两虚的体质已显现出来，故不可执方守药，改投金匮肾气丸加归芎芍之属，主抓肝肾，阴阳并补，继续治疗。

第八章

内伤厥阴病之气分郁滞证
——四逆散证、逍遥散证

第一节　四逆散证

●《伤寒论》第318条

少阴病，四逆，其人或咳，或悸，或小便不利，或腹中痛，或泄利下重者，四逆散主之。

四逆散方

柴胡　枳实（炙）　芍药　甘草（炙）

各十分，捣筛，白饮和服方寸匕，日三服。

咳者，加干姜、五味子各五分，并主下利；悸者，加桂枝五分；小便不利者，加茯苓五分；腹中痛者，加炮附子一枚；泄利下重者，加薤白三升，水五升煮取三升，去滓，以散三方寸匕，内汤中，煮取一升半，分温再服。

条文解读

"四逆"，指四肢厥冷。少阴病的四逆厥冷，是因脾肾阳虚，难以温养四肢，故手足厥冷，治宜四逆汤，温补脾肾阳气。

临床上，邪郁厥阴，肝气郁结，也可导致阳气郁而不达，从而出现四肢厥冷甚至是全身畏寒怕冷，乏力困倦，其也可见脉沉弱而结或者沉弦，其病颇似少阴病。但其治宜四逆散，疏散厥阴之邪结，调畅肝胆之气机。

四逆散证在女性中尤为多见，女性化的男性也易患此病。**四逆散证是厥阴经的阳郁证，不是少阴病的阳虚证。**四逆散证列于此，重在与少阴病相鉴别。

一、病机要点

四逆散证的病机特点是**邪结厥阴，肝气内郁**。

不论是什么原因导致的肝气内郁，都可以出现阳郁的表现，并因阳郁的程度不同，而厥冷情况也有不同。有全身觉冷，也有局部觉冷如背部、手脚或者腹部怕冷。

虽然自觉怕冷，或触摸肢体冰冷，但是望诊往往病人精神不错，甚至是亢奋易激动，可有自觉困倦乏力、气短，但语声多高亢有力。

其脉多见左关脉沉细弦或沉弦滑，少数病人也可见六脉沉细无力，而望诊见其精气神足。

同时，此类患者常伴有两胁胀痛，易打嗝、矢气、叹气，气出后人觉舒畅，以及腹部叩诊有鼓音等气机郁滞的见症。常有情绪焦虑的表现，如心烦，易郁结，易怒，失眠。

总之，四逆散证是典型的厥阴病，是厥阴肝气内郁之病。

二、厥阴病肝气郁结，可以影响全身各脏腑的功能

如果肺气虚弱者，则肝气郁结，易反克肺金，而出现呼吸系统的病症，其人或咳或喘。

如果心气虚弱者，则肝气郁结，木不生火，可导致心气郁滞，心脉不畅，而出现心脏病的病症，其人或"心悸"，或胸闷，或胸痛。

如果肾气虚弱，则肝气郁结可累及于肾，导致气化不利，而出现小便不利或者尿道炎症。

如果脾胃虚弱，则肝气郁结易乘脾犯胃，可导致腹中痛或泄利下重等消化道病症。

如果肝气郁结累及肝血，可导致肝脉瘀滞，而见前胸后背胀满、前列腺炎症瘀堵、大便不畅、小便不利、痔疮等。

总之，肝气郁结可以导致全身各个系统的功能障碍。肝气郁结为什么能影响某脏器的功能？原因是该脏器虚弱，所以才会被其克伐。从其加减法就可见一斑。

"咳者，加五味子、干姜"，说明肺阳本虚，才会木反侮肺金。

"或悸，加桂枝"，说明心阳本弱，才会木郁不生心火。

"腹中痛，加附子"，说明脾本阳虚，肝木才会克脾土。

由于肝木郁逆，最易克伐中土，所以**四逆散证中，最常见肝胃气滞证**即左右关脉弦、胃胀、打嗝、嗳气、胸闷、胁肋胀痛、脘腹叩诊鼓音等。

三、四逆散的方解

柴胡辛平微寒，升宣透邪，疏肝利胆；枳实苦辛微寒，下气消胀，通腑。柴胡配枳实，一升一降，透邪开郁，升降气机，开郁火之结。

柴胡和枳实均为辛散之药，过用易耗气血，故加白芍养肝阴，可免耗血之弊。肝脏体阴而用阳，肝阴亏血少者，肝气易郁或肝阳易亢，故滋阴养血药与疏肝行气药合用，最为合理。

过用疏肝理气药，也会耗伤元气，故加炙甘草，防其耗气。因炙甘草之甘还能缓肝之急，防止肝气急而克伐他脏。芍药配甘草，酸甘化阴，滋养肝阴更速。

所以四逆散全方行气而不耗气，养阴而不瘀血，最适合肝郁气结、肝胃气滞之证。

四、临证心得

四逆散在临床上应用的机会很多。

以冠心病为例，冠心病因压力大或生闷气起病者，多有胸部作痛，或胸闷，气短，西医多认为是冠脉痉挛所致的心绞痛，临床治宜四逆散加减。如果肝郁气结生痰，治宜四逆散合瓜蒌薤白半夏汤。如果肝气郁结兼血分瘀滞，则可以合用失笑散或丹参饮。临床上，因内伤情志起病，肝胆郁结，而诱发冠心病心绞痛者，用四逆散治疗的机会颇多。如果因受外寒起病，出现头侧胀痛、肩膀疼痛、咽喉疼痛等少阳病兼有冠心病心绞痛者，则治宜少阳病的柴胡汤加减。

肝胆经循行处的脏器病症，如胆囊炎、胆息肉、胃炎、食道炎、乳腺增生、甲状腺结节、生殖器的慢性炎症等，只要具备肝气郁结的病机，见有肝经郁滞的病症，都可治以四逆散加减。

五、医案举隅

医案一：痔疮出血

几个月前我接诊一位痔疮病人，他每次发病，要么出现侧面牙齿痛，要么出现痔疮出血。来诊时，他痔疮再次出血、胀痛，左关脉特别弦，心情烦躁不舒畅，便予四逆散合赤小豆当归散；由于又有牙齿痛，火往上走，本着火郁发之，所以又合入栀子豉汤。结果1周后两个问题都解决了，随访数月没有再复发。

医案二：胆囊炎、肩周炎

某女，65岁。有慢性胆囊炎、肩周炎病史多年，久治不愈。因为服消炎利胆药太久，损伤阳气，所以长期怕冷，肩周炎日渐加重，两肩膀受寒后胀痛酸痛加重，生气时也会加重。面色偏黄暗，平时大便易溏稀，手足冬季发冷，疲倦乏力，两脉弦缓弱。经过桂枝加术附汤加减治疗2周，阳虚诸症均有好转，病人自认为此方效果良好，就找其他医生抄方继续服用。某次服药后，病人出现全身怕冷甚剧，人如在冰窖里，寒冷刺骨，同时伴心烦懊恼甚，口干不多饮。望诊见其精神有余，语速快，心情烦躁，目光有神，脉诊左脉弦滑有力，舌质偏红苔干燥。

辨证分析：四诊综合，为温阳太久，燥伤阴血，火伏阳郁厥阴。

拟方：四逆散合栀子豉汤，3剂。

结果：1剂即不怕冷，3剂不再烦躁，而且肩关节酸胀痛也有好转。后拟方四逆散加木瓜乌梅郁金加减，病症基本痊愈。

按：此病怕冷全身厥冷，就是阳气内郁所致，只不过温阳药加重内火郁伏，所以合栀子豉汤清透郁火。后期加强养肝血，标本兼治，故病愈。

医案三：脘腹胀痛

唐某，女，40岁。2019年4月1日初诊。

问诊：1周前感冒，出现胃部和腹部疼痛，腹部胀痛有热感，昨天大便4次，成形，胀痛减，平时大便干结，小便可。脾气急，口干，乏力气短，欲打嗝。产后出现双手指末端麻，月经周期紊乱，行经5～7

天，色鲜红，血块不多。后背和头皮湿疹几个月，痒，不痛，喝酒加重。

脉诊：左脉弦小滑有力，右关小弦滑。

望诊：舌偏红，苔中黄厚干有裂纹。

腹诊：心下压胀不明显，小腹压胀，右胁叩痛。

辨证分析：

（1）感冒起病，左脉弦有力，右胁叩痛，脾气急，乏力气短，月经不调，为外邪入中，厥阴肝气内郁，阳遏不达；左脉滑，口干、便干，苔黄厚干燥，为气郁化火。

（2）再结合右关脉弦滑、小腹压胀、脘腹胀痛、打嗝、湿疹等可知均为木克土、肝气犯胃乘脾所致。标症在脾胃，病本在肝胆。（1+2即四逆散证）

（3）左脉小，舌中有裂纹，中年女性，产后指端发麻，后背和头皮瘙痒，有肝血亏虚的体质。血虚生风故作痒，酒性温燥伤血故瘙痒加重，内风引动外风故外邪易内陷厥阴。（当归）

拟方：四逆散加当归。

柴胡 10g　　　　枳实 10g　　　　生白芍 10g　　　炙甘草 10g

当归 10g

7剂，颗粒剂，日1剂，分2次服。

二诊（2019年4月8日）：服药2剂后即好转，自述原来站立则胃不舒服所以想躺着，现在站立胃已不难受。仅余下后背痒，颈部痒。

脉诊：左脉小弦按之软；右脉小滑，弦不明显。

望诊：舌中根剥苔，原来黄厚苔已无。

辨证分析：

（1）左脉按之变软，右脉弦不明显，脘腹胀痛已无，说明药已中病，肝气郁结明显减轻，守四逆散继进巩固。

（2）左脉小，舌中根剥苔，后背痒、颈部痒，为血虚生风，前方加乌梅加强养肝息风，加葛根引药力至项背，同时升津舒筋以缓急止痒。

拟方： 四逆散加葛根、乌梅。

柴胡 10g	枳实 10g	生白芍 10g	炙甘草 10g
葛根 15g	乌梅 10g		

7 剂，颗粒剂，日 1 剂。

结果： 服后诸症悉平，随访未复发。

医案四：下肢凉、便秘

李某，女，15 岁。2018 年 8 月 22 日初诊。

问诊： 患者纳旺，喜冷饮，口腔溃疡，头油多，眼肿，双下肢软，下肢凉，便秘。

脉诊： 左脉小弦滑尢软，右脉小滑偏沉偏数。

望诊： 舌尖偏红，中根部黄厚腻苔，扁桃体稍大，咽有痰。

腹诊： 心下压痛，上脘压痛，右胁叩痛。

辨证分析：

（1）左脉小弦，右胁叩痛，下肢软、凉，为厥阴肝气内郁，阳气失于外达。（四逆散证）

（2）舌尖红，扁桃体稍大，咽部有痰，便秘，为肝气犯胃，气火上逆，胃失和降。（左金丸证）

（3）右脉滑数，心下压痛，中根部黄厚腻苔，纳旺喜冷饮，口腔溃疡，头油多，眼肿为痰热结胸。（小陷胸汤证）

拟方： 四逆散合小陷胸汤合左金丸加减。

醋柴胡 10g	枳实 10g	生白芍 10g	炙甘草 10g
黄连 3g	姜半夏 15g	全瓜蒌 30g	吴茱萸 1g

14 剂，颗粒剂，日 1 剂，分 2 次服。

结果： 服完 14 剂，诸症好转明显，因仍有便秘不同，前方加入制首乌 30g 养血通便，7 剂，服后诸症得安，随访未复发。

医案五：气短乏力

李某，女，45 岁。2019 年 5 月 6 日初诊。

问诊： 乏力气短伴胸闷多年，纳后加重。口渴多饮。大便稀溏。久立则左胁痛（起病不明），肢体麻木，头昏脑涨。

脉诊： 两脉小弦滑较有力。

望诊： 肥胖，舌淡红，苔白腻厚。

腹诊： 心下压痛，右胁叩痛。

辨证分析：

（1）久病，肥胖，苔白腻，乏力气短，纳后加重，便溏为脾胃元气虚，湿邪困阻。

（2）左脉弦滑有力，肢体麻，左胁痛，头昏脑涨，兼有肝气郁滞；（1+2 即升阳益胃汤证）

（3）右脉滑有力，心下压痛，兼痰热结胸。（小陷胸汤证）

综上，考虑患者久病，病机以脾胃元气虚为主，阳气郁滞为次。故治从脾胃入手，予升阳益胃汤，益元气升清阳，兼开宣郁滞，合入小陷胸汤解决中焦痰热。

拟方： 升阳益胃汤合小陷胸汤加当归。

生黄芪 20g	生白术 5g	炙甘草 10g	党参 10g
柴胡 3g	防风 5g	羌活 5g	独活 5g
白芍 5g	黄连 1g	姜半夏 10g	泽泻 3g
茯苓 3g	陈皮 4g	生姜 10g	大枣 10g
全瓜蒌 15g	当归 10g		

7 剂，颗粒剂，日 1 剂，分 2 次服。

二诊（2019 年 5 月 13 日）： 患者诉服上方疗效不明显。神疲乏力，胸闷气短，矢气多、臭，大便溏黏，日1次。多梦，入睡难，眠差则头痛。口干不苦，喝水少则易长口唇疱疹。

脉诊：左脉小弦滑较有力，右脉小弦滑有力。

望诊：肥胖。舌淡红，苔薄白腻，舌下瘀。

腹诊：腹部较实，右胁叩痛，心口叩痛。

辨证分析：

（1）前诊考虑久病不愈且脾胃症状突出，辨为元气虚湿困。但通过平脉辨证可知，刻下左脉小弦滑有力，腹部实，右胁叩痛，多梦，入睡难，口干不苦，饮少易上火，矢气多，一派肝经郁滞化火之象。故推断刻下乏力气短，主要病机乃阳气郁，而非阳气虚！（四逆散证）

（2）右脉滑有力，心口叩痛，仍有痰热结胸。（小陷胸汤证）

拟方：四逆散合小陷胸汤加桔梗。

| 柴胡10g | 枳实10g | 生白芍10g | 炙甘草10g |
| 黄连3g | 全瓜蒌30g | 姜半夏15g | 桔梗10g |

7剂，颗粒剂，日1剂，分2次服。

结果：服药1周后，乏力气短缓解明显。前方继续治疗2周后，诸症改善明显。查其脉弦滑有力已无，说明肝经郁火、中焦壅堵已去；右脉沉软渐见，仍乏力，本是脾胃元气虚，清阳不升。故予补中益气汤加减2周善后，乏力改善明显，随访未复发。

按语：本患者虽有脾胃元气虚，清阳不升的体质。但从平脉辨证可知，刻下以肝经郁火、中焦壅堵为主病机，故先力主疏导，待郁滞开通后，再行补气升清以固本。故遣方用药以平脉辨证、谨守病机为要，切不可盲目抓主证、辨方证，一见气虚便大行补气温中之法，反致病情加重。

医案六：药物性肝损伤、焦虑

岳某，男，36 岁，山西阳泉人。2019 年 3 月 16 日初诊。

问诊：自诉用水泡制首乌治脱发导致药物性肝损害，之后一直心情郁闷，人特别焦虑，头后部闷胀疼。脱发，头油多。阴囊潮湿，早泄。咽喉不利，偶有痰。无口干口苦，无耳鸣眼干。背痛，手凉。大便干。眠可。

脉诊：左脉关小弦滑偏数，尺沉小弦；右脉关小弦滑，尺沉小软。

望诊：人偏瘦，面黄，发稀。舌淡暗紫，两侧萎缩感，苔黄厚腻，干燥，裂纹多。

腹诊：（－）。

辨证分析：

（1）左关弦滑数，心情郁闷、焦虑，咽喉不利，头后闷胀疼，手凉，早泄，为厥阴肝经气分郁滞。

（2）左关小，人瘦，面黄，舌两侧萎缩感有裂纹，肝损害，脱发，背痛，有阴血亏虚，肝体受损。（1+2 即四逆散证）

（3）右关弦滑，头油多，阴囊潮湿，舌苔黄厚腻，为湿热下注。（四妙散证）

拟方：四逆散合四妙散加减。

醋柴胡 6g	枳实 6g	炒白芍 15g	炙甘草 6g
苍术 10g	炒黄柏 6g	川牛膝 10g	薏苡仁 15g
黄连 3g	乌梅 15g		

14 剂，颗粒剂，日 1 剂，分 2 次服。

结果：服药后心情大为好转，阴囊潮湿好转，舌苔转薄白，查其腹肌拘急。考虑舌苔变薄、阴囊潮湿好转，为湿热渐去；腹肌拘急，肝阴血亏虚的本质（肝损害、脱发）渐显，故前方合入四物汤以兼顾肝体，继续加减治疗。

第二节　逍遥散证

●逍遥散原文（《太平惠民和剂局方》）

主治：血虚劳倦，五心烦热，肢体疼痛，头目昏重，心忡，颊赤，口燥咽干，发热，盗汗，减食，嗜卧；及血热相搏，月水不调，脐腹胀痛，寒热如疟；又疗室女血弱阴虚，荣卫不和，痰嗽，潮热，肌体羸瘦，渐成骨蒸。

逍遥散方

柴胡、芍药、当归、白术、茯苓各一两，炙甘草半两。

上为粗末。每服二钱，水一大盏，烧生姜一块切破，薄荷少许，同煎至七分，去渣热服，不拘时候。

条文解读

此证的病机，肝血亏虚是第一位的。其他的症状，都是因肝血虚气郁所致。

肝藏血，体阴而用阳。肝血虚者，肝气易郁；肝阴虚者，肝阳易亢。肝气郁久，必易化火，阴虚则易生虚热，故见"五心烦热""口燥咽干""发热、盗汗"等肝郁化火之症。

肝血虚，筋失所养，故"身体疼痛"；肝血不足，木不生火，心血亦虚，心失所养，故易"心悸怔忡"；肝开窍于目，阴血不足，虚火上升，故"头目昏花"。两颧为肝经所过之处，故肝阴虚火升者，多见"两颧红赤"。

肝郁气结，木郁必克土，脾受克制，则不能化湿，湿邪随肝经虚火上升，故"头目昏重"。肝郁犯胃，则食欲减退；肝郁则全身阳气也郁，则人懒不想动而嗜卧。

如果肝郁气结，影响到了冲脉，就可以出现月水不调、闭经或者月经紊乱；经血排泄不畅，则郁堵于胞宫，表现为"脐腹胀痛"。

肝经气郁，郁重可恶寒怕冷，郁极而发泄则发热，故可见"寒热如疟"。至于"室女血弱阴虚，荣卫不和，痰嗽潮热，肌体羸瘦，渐成骨蒸"，这些都是肝阴不足，肝郁化火，木火刑金，从而出现痨瘵咳嗽等症。

按语：逍遥散证的核心病机是肝血亏虚。血虚阴亏则肝气郁结，或肝郁乘脾犯胃，或肝郁化火。

一、病机及辨证要点

1. 肝血虚及其辨证要点

（1）左关脉多弦细或弦芤弱。

（2）面色偏黄白，唇色偏淡，舌质偏淡。

（3）指甲脆薄竖纹多。

（4）月经量偏少。

（5）睡眠差，多梦易醒。

（6）睡眠不够后，容易两侧头痛、头顶痛。

（7）视力下降，久视之后，容易头昏眼花。

（8）易劳累、思虑过度。

（9）肢体易发麻、腿脚易抽痛。

注意，只要抓住其中一两点就可以，不必悉具。

2. 肝气郁及其辨证要点

（1）肝经循行处有胀痛：胃脘、胁肋、肩胛、胆囊、乳腺、甲状腺处易胀痛。

（2）肝经系统循行部位的病症：常有乳腺增生、甲状腺增生结节、胆囊炎、胆息肉、月经失调等。

（3）其病症受情绪影响明显。

（4）平时嗳气、呃逆、矢气多。

3. 脾虚生湿及其辨证要点

面色偏黄，大便溏稀，眼睑易浮肿，白带多，脚气，阴部潮湿，舌胖大苔腻等，都是脾虚湿不化的表现。

二、逍遥散证的常见人群

逍遥散在临床用的机会非常多，尤其是女性。女子以肝为先天，女性每个月来例假后就会出现阴血不足；女性怀孕、生产、哺乳，也会耗伤肝血；如果再有刮宫人流史，就更是大伤元气和阴血，其中对肝脏的伤害最大。阴血不足，肝气就有余，肝气易郁；肝阴不足，肝阳就偏亢。所以女性朋友最多见**肝脏阴血不足，肝气郁结，或肝阳亢逆的病症**。而肝气郁、肝阳亢者，又易犯胃乘脾，所以常有木克土，脾不运化的病症。总以肝血分亏虚、肝气分郁滞为主，而脾虚不运、湿浊内生是继发的病机。都可以逍遥散加减统治之，疗效确切，故逍遥散实为女性内伤病的确效良方。

三、常见加减

肝郁化火明显者：①如属心膈有郁火见心烦甚、失眠、小便黄赤再兼有头昏胀痛、口干口苦、血压升高、脾气暴躁不能自控、肩膀胀痛、颈后部胀痛、舌红苔黄等肝胆郁火证者，就需要改用丹栀逍遥散或合入栀子豉汤了；②如兼有少阳郁火，有感冒后加重或出现上述病症者，则必须用逍遥散加黄芩清少阳之郁火，这时候用栀子无效。

脾胃虚寒者：如果兼有脾胃虚寒，如易大便溏稀，食寒性食物后易腹泻，面黄唇暗，白带多，眼睛浮肿、脚肿等症者，则必须加生姜或干姜甚至附子，以温助脾肾的阳气。此时，即便肝郁有火，也要慎用栀子、黄芩、大黄。当肝郁化火明显时，确实需要加入栀子、黄芩者，最好同时加入生姜或干姜反佐，防止苦寒伤脾胃。等肝郁化火不明显了，就要及时去掉苦寒之药。

兼肾阴虚者：如兼有左尺脉弱、腰膝酸软、潮热盗汗等，提示兼有肾阴亏虚、水不涵木，就需要仿黑逍遥散意，加入熟地黄、菟丝子之类填补肾精；如果兼有肝血热者，则宜加生地黄、元参之类，滋阴兼凉血。

兼肾阳虚者：如兼有右尺脉弦弱、腰膝酸软、足冷、水饮不化者，宜逍遥散加炮附片，即逍遥散合真武汤意。

四、关于柴胡的用量问题

学生提问：逍遥散中的柴胡一般用量多少？

余师解答：如果肝郁不重，脉不太弦，右胁胀痛叩痛均不明显者，我建议用醋柴胡 3g 即可，薄荷用 3g。如果肝气郁比较重，柴胡可以加量至 6～10 克，甚至再加上郁金、香附等，根据肝气郁的轻重来加减。

学生提问：柴胡、香附、郁金等这几个疏肝药有什么区别？

余师解答：柴胡疏肝是升宣作用，让气往上走，而香附疏肝是让气往下走，如妇科月经失调，常用香附疏肝解郁。而郁金、姜黄是通过利胆的作用来疏肝。很多肩膀胀痛的病人，是因胆囊郁滞、肝经瘀堵所致，用郁金、姜黄效果就很好。

学生提问：关于柴胡用量如何掌握？有些医家说，柴胡超过 15g 会劫肝阴。

余师解答：最早说柴胡会劫肝阴的是叶天士，这个说法是有道理的。内伤病肝郁气滞的病人，常有肝阴血不足的情况，如果柴胡量大了，肯定是会劫肝阴的，柴胡用醋炒，就是为了减轻它劫肝阴的副作用。有些病人胁痛，生气会加重，如果你用四逆散之类去疏肝解郁，她的胁肋疼痛反而加重了，这时就需要加入养肝血的药，减少疏肝解郁药，她反而就会好得很快，为什么呢？因为她原来就肝血不足，柴胡量大了必定会劫肝阴，肝阴越不足，则肝气反而易郁，此时宜加重养肝血药的用量，柴胡用 1～3g 引经即可，或者去柴胡，这样反而效果更好。如果尺脉弱，腰酸痛的病人，还要加熟地黄、菟丝子等补肾药，效果更好。如果有肝血热，就加生地黄、玄参，加强养阴凉血之效。

外感之邪传入少阳导致肝胆气郁者，如果肝阴虚不重，可以不必另加养肝血药。柴胡用量可以大一些，以利于尽快把外邪透出去，如果柴胡用量太小，反而不利于外邪完全透尽。

五、医案举隅

医案一："非典"期间发热

在 2003 年"非典"时期，一女子因为其家人疑似非典被隔离，心里很着急，思想压力大，继而出现了发烧不退，伴有贫血。我分析是因为她焦虑过度，吃东西少，贫血肝郁所致。遂嘱其内服逍遥丸，发热遂退，食欲改善，但终不能痊愈。后待她家人安全返回后，诸症不治自愈。这个病例就是典型的因肝郁起病致发热案。

医案二：气胸

卢某，男，21 岁。2018 年 7 月 9 日初诊。

问诊：患者 1 个月前因准备期末考试，压力大而出现自发性气胸，肺大疱，行气胸手术、胸膜修补手术，引流 1 个月。患者胸疼，自我感觉漏气，憋闷，气短，前额跳疼，纳旺易饥，口渴喜冷，口腔溃疡，打嗝，偶口臭，小便可，大便干成形，时右腹痛，头油多，腿酸，睡眠浅，鼻塞。

脉诊：左脉浮弦滑软芤，右脉小弦偏浮滑。

望诊：舌淡红，苔薄腻，胖大，舌尖偏红，舌下瘀。

腹诊：心下无压痛，右胁叩痛。

辨证分析：

（1）左脉弦芤软，腿酸，眠浅，时右腹痛，为肝血亏虚；右胁叩痛，起因为压力大，胸闷气短，为肝气郁结；左脉滑，右脉浮小弦滑，舌尖偏红，为气郁化火。（逍遥散证）

（2）右脉浮弦滑，前额跳痛，打嗝，偶口臭，纳旺易饥，口渴喜冷，头油多，便干，为肝火犯胃，肝胃郁热。

（3）气胸手术，胸膜修补手术等术后胸疼，憋闷，气短，舌下瘀，为胸部血瘀气滞。（旋覆花汤证）

（4）右脉小，左脉软芤，患者近期期末考试暗耗心神，憋闷，气短，兼有心气阴两虚。（生脉散证）

拟方： 逍遥散合旋覆花汤合生脉饮加减。

醋柴胡 6g	薄荷 3g	生白芍 10g	炙甘草 6g
当归 10g	生白术 10g	茯苓 10g	党参 10g
麦冬 6g	五味子 6g	旋覆花 10g	红花 6g
合欢皮 30g	三七 2g	夜交藤 30g	制首乌 30g

21 剂，颗粒剂，日 1 剂，分 2 次服。

结果： 效果显著，胸闷气短等诸症好转。

医案三：乳腺纤维瘤、闭经

吴某，女，26 岁。2019 年 4 月 24 日初诊。

病史： 双侧乳腺纤维瘤。当地医院 2019 年 4 月 18 号查乳腺彩超示：右侧乳腺约 9 点钟方向见数个低回声结节融合，范围约 26mm×10mm；左侧乳腺见数个低回声结节，较大位于约 3 点钟方向，大小约 10mm×6mm。双侧乳腺结节，BI–RADS 3（纤维腺瘤可能）。

问诊： 右侧乳房隐隐作痛。闭经 2 个月左右。既往经期延迟，月经量少，色暗有血块，不痛经。经期腰酸沉，经前乳胀。足抽筋。目干涩，眼屎多。夜里手足心热，难以入睡，多梦，易醒。过敏性鼻炎，经常鼻塞、打喷嚏。面部、手足浮肿，晨起加重。怕热，汗多。烦躁。口渴欲凉饮。纳后恶心感，时有脘腹胀满。矢气多，大便黏臭。

脉诊： 右脉弦滑芤，左脉弦滑芤较有力。

望诊： 形体肥胖。面色白而少华。舌淡红，胖大，苔薄白黄，舌下可。

腹诊： 腹部较松软，心下压痛，脐上压痛，右胁叩痛。

辨证分析：

（1）两侧乳房为足厥阴肝经循行所过，赖厥阴肝血之供养而化生乳汁，故乳腺疾病多责之于厥阴肝。当厥阴肝阴血不足，结缔组织失养而纤维化，随后因继发气郁、痰结、血瘀等，逐渐形成纤维瘤。

（2）左脉芤，面色白而少华，足抽筋，目干涩，眼屎多，月经量少，手足心热，睡眠差，怕热，汗多，口渴欲凉饮，说明有肝阴虚内热的体质。

（3）左脉弦滑较有力，右胁叩痛，右侧纤维瘤较大，右侧乳房胀痛（右主气分），经期腰酸，经前乳胀，烦躁，脘腹胀满，矢气多，为气分郁而化火。右脉弦滑，心下压痛，纳后恶心感，脘腹胀满，为肝气犯胃。

（4）脐上压痛，左侧纤维瘤（左主血分），闭经2个来月，有血块，为肝经血分瘀滞。

（5）右脉芤，形体肥胖，舌胖大，腹部较松软，经期腰沉，鼻塞、打喷嚏，面部、手足浮肿，兼有脾肾阳气不足，水饮内生。

综上，本患的病机是厥阴肝阴血不足，气分、血分瘀滞，兼有阳虚水饮。思其闭经两月有余，肝失疏泄，气血不得下达，壅滞于上。若不先通经以宣畅气血，复其疏泄，则纤维瘤难有痊愈之日。故主方用逍遥散以养阴血，调肝气。柴胡易以香附，另加益母草、王不留行，加强理气通经之功。另合入真武汤，兼顾阳虚水饮。

拟方： 逍遥散合真武汤加减。

醋香附 6g	王不留行 30g	当归 20g	白芍 10g
川芎 6g	炙甘草 6g	生白术 6g	茯苓 10g
生姜 10g	益母草 30g	制附片 6g	

5 剂，水煎服，日 1 剂，分 2 次服。

结果： 服药 2 剂，月经即至，心情舒畅，右乳隐痛消失，其余诸症多有减轻。因其工作繁忙，间断以逍遥散加减治疗 3 个多月，诸症多有减轻，复查右侧纤维瘤已缩小至 19mm×7mm，患者欣喜异常，续在我处接受治疗。

（学生姚睿祺医案）

医案四：子宫肌瘤术后

李某，女，42 岁。2018 年 5 月 7 日初诊。

问诊： 患者于 2017 年 11 月行子宫肌瘤手术，后因身体不适，前来就诊。刻下：睡眠易醒，醒后再难入睡。腿酸，手麻，口干，耳鸣，贫血，小便泡沫，经前有乳胀头痛，经色暗红，血块，痛经，经后头痛（头顶和两侧）。月经前后有指甲脱落，经期指甲色暗红。

脉诊： 左脉小弦芤软弱，尺沉弦芤；右脉寸关浮弦小芤带滑，尺沉弦弱小。

望诊： 舌淡红，胖大，边有齿痕，苔薄净，舌下瘀。

腹诊： 心下压痛，脐下压痛，右胁叩痛。

辨证分析：

（1）左脉芤小软弱，眠差易醒，腿酸手麻，贫血，经后头痛，指甲脱落，为肝血虚。

（2）左脉弦，右胁叩痛，经前乳胀、头痛，耳鸣，经期指甲色暗红，为肝气郁结，稍有化火。（1+2 即逍遥散证）

（3）脐下压痛，舌下瘀，子宫肌瘤史，痛经，有血块，为瘀血阻滞胞宫。（下瘀血汤证）

（4）右尺沉弦弱小，舌淡红胖大，小便有泡沫，兼有肾阳虚，气化不利。（附子）

（5）心下压痛，右关滑，兼有痰热结胸。（小陷胸汤证）

拟方： 逍遥散合小陷胸汤、下瘀血汤加炮附片。

醋柴胡 6g	薄荷 3g	生白芍 10g	炙甘草 6g
当归 10g	川芎 6g	生白术 10g	茯苓 10g
炮附片 15g	黄连 3g	姜半夏 15g	全瓜蒌 30g
桃仁 10g	酒大黄 6g	水蛭粉 3g	

14 剂，颗粒剂，日 1 剂，分 2 次服。

二诊（2018 年 5 月 19 日）： 手麻减轻，腿已不酸，口干好转。经期第 3～4 天左侧头胀痛，颈痛，恶心不吐。右脉小弦滑，心下已无压痛。

辨证分析：

（1）服用上方手麻、腿酸等诸症好转，说明药已对症，守逍遥散和附子。

（2）心下压痛已无，故去小陷胸汤。

（3）右脉弦滑、恶心，为肝胃不和。

故予左金丸 14 剂，平时服。经期予服温经汤排瘀散寒，补益气血。

结果： 服药后，经期指甲色变浅，头痛、眼眶胀均消失，睡眠改善。之后将上两方交替使用，调理收功。

医案五：神经性皮炎

陈某，女，21 岁。2019 年 5 月 13 号初诊。

问诊： 患者患神经性皮炎 10 年。10 年前因长期嗜食辛辣而出现皮疹，当地医院诊断为神经性皮炎（俗称"牛皮癣"），抹外用西药后好转，但停药后复发。观前医处方，多为清热利湿，凉血解毒之品。刻下：皮炎发于项部、颏下、臀部、两肘外侧，皮损色淡红偏干燥、发痒，冬天加重，食辛辣加重。少气懒言，困倦明显，每天睡眠 10 小时以上仍不解困。食凉物则易腹泻。平日大便黏臭，嗳气臭。月经正常。

脉诊：右脉寸细弱，关浮小弦滑较有力，重按芤弱，尺沉；左脉关小弦滑软。

望诊：面色少华，黑眼圈。舌淡，边有齿痕，苔白腻润，舌下可。

辨证分析：

（1）右寸关芤弱，舌淡，边有齿痕，苔白腻润，黑眼圈，少气懒言，困倦明显，食凉物则易腹泻，前服大量清热药，刻下以脾胃气虚湿困，清阳不升的见症为主。

（2）左关弦，皮炎，兼有阳气郁遏于表。（1+2即升阳益胃汤证）

拟方：升阳益胃汤原方。

生黄芪 10g	党参 5g	炙甘草 5g	生白术 3g
羌活 3g	独活 3g	防风 3g	柴胡 2g
姜半夏 5g	陈皮 2g	茯苓 2g	泽泻 1g
黄连 1g	白芍 3g	生姜 6g	大枣 6g

8剂，颗粒剂，日1剂，分2次服。

二诊（2019年5月28日）：间断服完8剂。患者述仅服2剂后，项部的牛皮癣便全部消失，肘部减轻，效果神奇。少气懒言、困倦乏力大有好转，其他脉症同前，嘱抄方续服1周。

三诊（2019年6月7日）：

问诊：服上药7剂后，颏下、臀下、肘部皮损变薄，项部皮损未复发。皮损淡红偏干燥、发痒。少气懒言、困倦乏力已消失。纳可，大便仍黏臭。嗳气臭，足抽筋。有湿性脚气，夜里腰部发凉。性急躁。

脉诊：右脉寸滑有力，关浮弦滑芤软，尺沉弦滑较有力；左脉寸浮小滑较有力，关小弦滑较有力，尺沉较有力。

望诊：面白少华，黑眼圈消失。舌淡红，舌尖偏红，舌体胖大，苔薄白润。

腹诊：右胁轻叩痛，心下压胀，心口轻叩痛。

辨证分析：

（1）右寸关扎弱不显，少气懒言、困倦乏力消失，提示脾胃元气渐复，药已中病。

（2）刻下左关弦滑较有力，右胁轻叩痛，嗳气，性急躁，为肝经气分郁滞。

（3）左关小，面白少华，皮损干燥发痒，足抽筋，本为肝血不足，血虚生风。（2+3即逍遥散证）

（4）右关浮滑，心下压胀，心口轻叩痛，大便黏臭，兼有痰热结胸。（小陷胸汤证）

（5）右尺带弦，舌胖苔白润，夜里腰凉，湿性脚气，稍有阳气不足。（反佐少量附子）

拟方： 逍遥散合小陷胸汤加附子等。

醋柴胡 3g	防风 6g	当归 15g	白芍 15g
炙甘草 6g	生白术 10g	党参 10g	黄连 3g
姜半夏 15g	全瓜蒌 30g	制附片 3g	枸杞子 30g
菊花 10g			

7剂，颗粒剂，日1剂，分2次服。

结果： 服完7剂，自觉效果不错，续抄方5剂。服至第11剂时，突然发现牛皮癣已全部消失，患者十分激动，微信告知于我。随访至今未复发。

（学生姚睿祺医案）

医案六：胃胀

佘某，女，27岁。2018年3月11号线上初诊。

问诊： 自述因之前压力过大引起消化不良。前医以补益肝肾法治疗罔效。纳可，食辛辣、油腻、凉物或吹凉风后胃胀，嗳气，矢气，偶有反酸，烧心，口臭，大便偏黏腻。咽中和，无痰。怕冷怕风。时有颈肩腰背酸。脾气大，近两年来生气后有胸闷。经期前上火、急躁易怒、腰酸。月经延迟，第1天时痛经，小腹冷痛，经期腰酸。经后均自愈。

望诊：面色发青，唇较干。舌淡，边有齿痕，尖红，苔白厚腻。

脉诊：（线上诊疗）缺如。

辨证分析：

（1）女性，舌淡，月经延迟，颈肩腰背酸，为肝血不足。

（2）压力过大起病，面色青，舌尖红，急躁易怒，生气后胸闷、嗳气、矢气，经期前上火、腰酸，经期腰酸，经后均自愈，为肝气郁滞化火。

（3）舌边有齿痕，苔白厚腻，畏凉食，大便黏，为肝郁乘脾，湿浊内生。（1+2+3即逍遥散证）

（4）消化不良，食辛辣、油腻后胃胀，偶反酸、烧心，口臭，唇干，为肝气犯胃，肝胃郁热。（左金丸证）

（5）鉴别：食凉物等或吹凉风后胃胀，怕冷怕风，经期小腹冷痛，看似阳气不足，实则为肝气郁滞、阳遏不达的表现。此乃阳气郁而非阳气虚。

综上，厥阴血虚肝郁，肝胃不和，停湿生痰，湿阻气滞。因苔白厚腻，湿浊较甚，不先化湿浊则单纯行气无功，故先予景岳解肝煎加减（含半夏厚朴汤之意），后养血疏肝。

拟方：解肝煎合左金丸加当归、生龙牡。

陈皮8g	姜半夏12g	厚朴6g	茯苓8g
苏叶6g	白芍10g	黄连2g	吴茱萸1g
当归10g	生龙骨10g	生牡蛎10g	

5剂，水煎服，日1剂，分2次服。

二诊（2018年3月18日）：苔变薄，胃脘胀减。经期刚刚结束，此次痛经减轻。

辨证分析： 舌苔转薄，湿浊渐化，其余病机同前，可行养血疏肝之法。

拟方： 逍遥散合左金丸。

柴胡 6g	苏叶 6g	当归 15g	白芍 20g
炙甘草 6g	茯苓 10g	生白术 10g	川芎 6g
黄连 2g	吴茱萸 1g		

5 剂，水煎服，日 1 剂，分 2 次服。

结果： 服药 5 剂，效佳，嘱续抓 3 剂。服完胃胀消失，矢气、嗳气消失，舌淡红，边有齿痕，苔薄白净。嘱逍遥散打粉，每次 10g，每日 2 次以善后。随访 3 月未复发。

（学生姚睿祺医案）

医案七：乏力、便秘

陈某，女，64 岁。2019 年 1 月 31 日初诊。

病史：（1）颈椎病，颈椎、腰椎增生；（2）骨质疏松；（3）心肌劳损；（4）声带息肉；（5）慢性咽炎。

问诊： 自述最困扰的有三个问题，一是便秘，大便数日一行，羊粪球样；二是乏力，上楼甚；三是气上逆感明显，嗳气得舒。纳可，食凉则反酸，咽喉不利，痰白黄少难出，声音沙哑，双手关节疼痛，腰酸，心烦，难以入睡，多梦。自述从未连续服过 5 剂药，药效不佳即扔掉。

脉诊： 左关弦滑有力尢，尺沉弦小尢；右弦尢滑，尺沉小弦缓尢。

腹诊： 心下、中脘、脐部均有压痛，双肩、双腰喜叩。

望诊： 面色无华，舌偏红，苔薄白腻，舌下可。

辨证分析：

（1）左关弦滑有力，舌偏红，心烦，难以入睡，气上逆，声音沙哑，便秘，为肝气郁滞，气火上攻。乏力看似为阳虚，实则为肝气内郁，阳遏不达。

（2）左脉芤，双肩双腰喜叩，骨质疏松、椎体增生，羊粪球样便，双手关节疼痛，腰酸，多梦，为肝阴血亏虚。（1+2即逍遥散证）

（3）右脉滑，心下压痛，为痰热结胸。（小陷胸汤证）

（4）右脉弦滑，食凉则反酸，咽喉不利，痰少难咯，为肝气犯胃，痰气郁逆。（左金丸证）

（5）右脉芤，心肌劳损，上楼乏力加重，兼有气虚。（党参）

（6）中脘、脐部压痛，兼有血分瘀堵。（酒大黄）

拟方：逍遥散合左金丸、小陷胸汤加党参、酒大黄等。

醋柴胡 6g	薄荷 3g	当归 10g	白芍 15g
川芎 6g	炙甘草 6g	茯苓 10g	生白术 10g
党参 10g	黄连 3g	吴茱萸 1g	姜半夏 10g
全瓜蒌 30g	酒大黄 6g	制首乌 30g	炒枣仁 30g

7剂，颗粒剂，日1剂，分2次服。

结果：服完7剂，气上逆感明显减轻，矢气频频而觉舒适。乏力、睡眠、咽喉不利均改善，心烦减。大便日1行，时有羊粪球样，仍腰酸、关节酸，肩腰喜叩。仍以前方加减，续服14剂善后。

（学生姚睿祺医案）

医案九：高血压、颈椎病、肩周炎

王某，男，46岁。

问诊：高血压、颈椎病、肩周炎病史多年，长期中西医治疗加按摩针灸治疗，终无显效。由学生推荐前来就诊。刻下：头昏脑涨，颈强不适，两肩酸痛甚剧，局部怕风寒，人烦躁易怒，时口干苦，眼睛干涩发红，小便黄多，大便可，睡眠常差，梦多，自认为血压高系颈椎病所致，

169

未服降压药。一诊拟逍遥散加减，乏效。

望诊：面色红润，舌红苔黄。

脉诊：左脉弦滑有力，右脉弦缓。

腹诊：左肩部压痛。

辨证分析：左脉弦滑有力，头昏脑涨，颈部强不适，两肩酸痛甚剧，局部怕风寒，左肩部压痛，人烦躁易怒，时口干苦，眼睛干涩发红，小便黄多，睡眠常差，梦多，为肝阴亏虚，肝郁化火。（丹栀逍遥散证）

拟方：丹栀逍遥散加减。

柴胡 6g	薄荷 6g	当归 10g	白芍 25g
川芎 6g	炙甘草 6g	茯苓 10g	枸杞子 30g
菊花 10g	葛根 30g	姜黄 10g	酒大黄 6g
牡丹皮 10g	栀子 10g		

7 剂，水煎服，日 1 剂，分 3 次服。

结果：7 剂有显效，诸症显著改善，后以逍遥散合杞菊地黄丸加减巩固。

按语：第一诊拟方与上方相似，但未加牡丹皮、栀子清火，意在逍遥散有薄荷、柴胡，火郁发之即可，结果完全无效。第二诊改用丹栀逍遥散如上，立获显效。临床上类似的情况比较多。当气郁化火不重时，可单用逍遥散火郁发之；但气郁化火明显时，必须佐以清火药才可折其火势。轻则丹栀逍遥散或逍遥散合栀子豉汤，开郁兼以清火；重则龙胆泻肝汤苦寒直折。

医案十：剧烈头痛

刘某，女，59 岁。2019 年 4 月 22 日初诊。

病史：（1）冠心病；（2）高血压；（3）胆囊炎；（4）肝血管瘤；（5）脑梗；（6）左侧大脑动脉瘤；（7）双侧颈动脉多发斑块，右侧锁骨下斑块；（8）小肠疝气。

问诊： 头顶胀痛或针扎样疼痛，伴头顶麻木3年。起初头顶长疱疹，后面积扩大，出现头痛，自述脑中血管欲爆裂。血压左140/76mmHg，右140/80mmHg。大便干，但头汗出，阵发性心慌，常有左少腹疼痛（B超提示小肠疝气）。

脉诊： 左脉浮弦滑有力，右关弦滑有力。

望诊： 舌尖偏红，苔薄腻，舌下瘀。

腹诊： 心下无压痛，小腹压胀痛，右胁叩之不适。

辨证分析：

（1）左脉浮弦滑有力，右胁叩之不适，舌尖偏红，高血压、胆囊炎，头顶胀痛、长疱疹，但头汗出，大便干，为肝气郁而化火，气火上冲。（丹栀逍遥散证）

（2）小腹压胀痛，舌下瘀，冠心病、脑梗、肝血管瘤、左侧大脑动脉瘤、多处动脉斑块等，头顶麻木、针扎样疼痛，左少腹疼痛，有肝经血分瘀堵。（下瘀血汤证）

拟方： 丹栀逍遥散合下瘀血汤加减。

牡丹皮 10g	炒栀子 10g	醋柴胡 6g	薄荷 6g
生白芍 20g	炙甘草 6g	当归 10g	生白术 6g
茯苓 10g	桃仁 10g	酒大黄 6g	生水蛭 1g
葛根 30g	生姜 6g	炒蔓荆子 10g	钩藤 30g

14剂，颗粒剂，日1剂，分3次服。

二诊（2019年4月29日）：

问诊： 服药后无腹泻，胃无不适。头顶胀痛减轻，头部疱疹减少，已无心慌、但头汗出，左少腹疼痛已无。血压左116/70 mmHg，未服降压药。眼睛干涩，大便含未消化食物，日1次。疲倦乏力好转，双腿酸软，左侧乳房有肿块，有脚气。

脉诊： 左脉浮弦滑有力，右关弦滑有力。

望诊： 舌淡红，舌尖偏红，胖大，边有齿痕，苔薄，舌下瘀。

腹诊： 心下无压痛，中脘压痛。

辨证分析：

（1）服后血压下降良好、头痛减轻、疱疹减少等，说明药已中病。刻下大便含未消化食物，有脚气，舌淡红，胖大，边有齿痕，右关弦，有脾胃虚寒的体质，肝胆郁火渐去，不可继进牡丹皮、栀子。

（2）左侧乳房有肿块，加生牡蛎、穿山甲软坚散结。

（3）眼睛干涩，双腿酸软，本为肝肾阴虚，加枸杞子、菊花养肝肾明目，并嘱平日服用杞菊地黄丸以善后。

拟方： 逍遥散合下瘀血汤加减。

醋柴胡 3g	薄荷 3g	生白芍 15g	炙甘草 3g
当归 10g	生白术 6g	茯苓 10g	桃仁 3g
酒大黄 3g	生牡蛎 20g	穿山甲 2g	枸杞子 30g
菊花 10g	水蛭 2 粒 / 日 2 次		

14 剂，颗粒剂，日 1 剂，分 2 次服。

嘱： 平时服用杞菊地黄丸以善后。如有严重上火者，加服丹栀逍遥丸。

结果： 服后血压保持正常，头痛、疱疹、乏力等明显好转，大便正常。后来因患者回老家，未能复诊。随访 1 个月未有反复。

第九章

内伤厥阴病之血分瘀热证
——血府逐瘀汤证

　　肝藏血，主疏泄，体阴而用阳，故血分病变归于厥阴病范畴。在《伤寒杂病论》中，外感之血分病，多因阳明热盛内迫厥阴血分，导致瘀热互结，治主攻下瘀热，方如抵挡汤、桃核承气汤等，详见于《伤寒论》；内伤之血分病，治多用桂枝茯苓丸、下瘀血汤等，散见于《金匮要略》各篇。随着《医林改错》《血证论》《医学衷中参西录》的问世，厥阴血分病的证治也更加完善。

　　内伤厥阴之血分病，临床十分常见，因厥阴－三焦－少阳的密切关系，易导致全身气－水－血的运行失调，病变复杂，症状百出，几乎涉及了所有系统的疑难疾病，故深入研究内伤厥阴血分病的病机规律，将会为这些疑难疾病的临床治疗带来重大的突破！

　　内伤厥阴病的相关方证繁多，《金匮要略》及后世名方，将会在今后的专著里详细论述。在此，仅列举内伤厥阴血分病中最常见、应用最广、疗效极佳的名方——血府逐瘀汤。

　　血府逐瘀汤是厥阴病血分瘀热证的特效方，其所治病症极其广泛，完全可以视同于厥阴病的经方之一。近代中医运用该方的治疗验案数不胜数，积累了不少的经验。但也因为对此方证的病机要点缺乏全面而深透的认识，从而极大地限制了它的临床运用。

　　今对自己三十年来对该方的研究和使用经验，作一系统的回顾和总结，以期加深对血府逐瘀汤证的病机认识，从而扩大其临床治疗的疾病谱。

一、病机要点

●血府逐瘀汤原文(《医林改错》)

主治：胸中血府血瘀之症。

病症：头痛；胸疼、胸不任物、胸任重物、心跳心忙；食自胸右下、呃逆、干呕、饮水即呛；不眠、夜不安、夜睡多梦、小儿夜啼；肝气病、瞀闷、急躁；晚发一阵热、心里热、天亮出汗；共计十九个病症。

血府逐瘀汤方

桃仁四钱，红花三钱，当归三钱，生地三钱，赤芍二钱，川芎一钱半，牛膝三钱，柴胡一钱，枳壳二钱，桔梗一钱半，甘草一钱

　　血府逐瘀汤所治的病症，全属于厥阴病。由其药物组成可知，血府逐瘀汤证的病机要点为**厥阴肝阴亏虚**，**血分瘀热，兼气分郁滞**。其中，尤以**厥阴经血分瘀热为其核心病机**。其特点有三：

　　（1）厥阴肝阴亏虚，与血分瘀热并存。

　　（2）三焦为人身气血和水液运行的通道，而三焦通道的调畅，又高度依赖于肝的疏泄功能。如果肝经血分瘀阻，肝疏泄不及，则三焦失畅，体内气－水－血易于郁阻。如累及气分的郁滞，易见胁胀、打嗝、胃胀、呃逆等；如累及水道的失调，则水湿内停，易见苔腻、水肿、湿疹、口渴等。

　　（3）足厥阴肝经与手厥阴心包经，均属于厥阴经，手足两经相通，

故血府逐瘀汤，既能治疗足厥阴肝经的病症，也能治疗"胸中血府血瘀之症"，即手厥阴心包经的病症；

总之，血府逐瘀汤证的病机要点是：**厥阴肝阴亏虚，血分瘀热，兼气分郁滞。**

二、原文解读

临床上，很多疑难大病的症状纷繁多变，看似十分复杂，如果仔细分析，你就会发现其核心病机多具有厥阴－三焦－少阳系统的病机特点，故而血府逐瘀汤大有用武之地。王清任的血府逐瘀汤证罗列了 19 个病症。现对所列病症的病机特点，进行必要的分析和分类。

1. 厥阴肝经血分瘀热

"头痛"：如属厥阴肝经血分瘀热上攻头痛者，宜用血府逐瘀汤治疗。如高血压头痛、血管神经性头痛，其头痛多具有阵发性发作、顽固难愈的特点。通窍活血汤亦治头痛，不同之处在于：血府逐瘀汤多有肝经血分瘀堵兼气分郁滞的全身见症，而通窍活血汤只是头面四肢、周身血管血瘀，末梢血液循环不好，全身见症多不明显。

"心里热""晚发一阵热""天亮出汗"：这些病症其实都是肝阴亏虚兼血分瘀热，兼有瘀热外透的病症，故易见发热、出汗等症，有些病人还有进热饮热食易出汗、鼻衄、牙龈出血，这些都说明其肝经血分郁闭还不重，瘀热有外达之机。此时宜应势利导，疏通气血，不能乱用收敛止汗止血药，防止瘀热内攻，加重病变。

"夜睡多梦""不眠""夜不安""小儿夜啼"：入夜卧之时，阳入于阴，若肝阴亏虚又有血分瘀热者，阳难入阴，即便勉强入阴后，必助阴分内热，故症状多在晚上出现或加重，易见失眠、夜啼、夜里烦躁、夜里潮热汗出、五心烦热等。

2. 厥阴心包经瘀热内阻

"胸疼""心跳心忙""夜不安"：此类病症，易见于心肌炎、风心病、冠心病、心肌病、肺动脉高压等心血管疾病，其人常有血栓形成、凝血指标升高，症状多有胸痛、胸闷，心慌、气短、夜间惊惧、平卧侧卧时胸憋闷加重、坐起辄减等特点。病机属于厥经心包经瘀热内阻者，宜从血府逐瘀汤治疗。

"食自胸右下"：中医讲"左血右气"，当血分瘀堵时，左侧血管增粗，将食管挤至右侧，故进食会有食自胸右下的感觉。临床上，很多心脏病人喜右侧卧或平卧入睡，不能左侧卧入睡，其实也是厥阴心包经血分瘀堵所致。

3. 厥阴肝经血分瘀堵，导致气分郁滞

"胸不任物、胸任重物"：如果厥阴肝经血分瘀堵，导致气分郁滞者，除易见以上两症外，还易见幽闭恐惧症：害怕狭小、人多、空气不流通的地方，易出现胸闷、恐惧，喜空间旷达、门窗敞亮之处等情况。这些也是气分郁滞的表现，其病根则是血分瘀堵。

"瞀闷""急躁""肝气病"：这三种情况的病机相近，程度则有轻重之分，女性多见。"瞀闷"，是爱纠结，钻牛角尖；"急躁"，是平素能从容处事待人，但一有事就着急烦躁；"肝气病"，则是无事爱生气，如同火药桶一点就炸，较前两者为严重。归根到底，病机都是厥阴血分瘀阻，导致气分也郁阻。所以，性格上的缺陷，有些看似心理问题，其实是身体健康问题，是由于肝经血分瘀堵，导致了肝经气分郁阻所致。

"呃逆""饮水即呛""干呕"：临床上，单纯的肝胃气逆，为气分的病变，治疗宜旋覆代赭汤、半夏厚朴汤等。如果肝经血分瘀阻导致气分郁阻，肝气犯胃，肝胃气逆，出现上述病症，则宜血府逐瘀汤治疗。中风、脑炎后遗症、脑出血病人易见饮水即呛，多属此证。

三、辨证要点

由于血府逐瘀汤所治的病症，远不止上述 19 症，所涉及的疾病太多，病症又纷繁复杂，临床掌握有一定的困难。但我们发现，其临床常有如下共性的特点，可以作为临床辨证的参考。

1. 脉象：多见左关脉弦细涩。左关脉候肝胆，弦主肝郁，涩主血分瘀。兼细、芤，提示肝阴血不足；兼滑、数，提示有内热。

2. 舌象：因为病机属阴虚瘀热，故舌质多偏红，舌边或有紫暗、瘀斑、瘀点，舌下瘀紫。若血分瘀堵严重，累及三焦气化，导致水湿内停，舌象也可见淡嫩水滑，甚至是苔灰黑厚腻！

3. 腹诊：常有肝经循行部位的叩诊不适，如两胁叩痛、两肩胛叩痛、两腰叩痛、脐周压痛等，提示肝经血分瘀堵，或兼气分郁滞。由于常有肝阴血不足，故多伴见腹部拘急发硬。

4. 眼诊：常有眼睛球结膜有充血红丝，小血管末梢有蓝黑点者，提示肝经血分有瘀热，这是恩师刘荣敦教授的经验。

5. 望诊：部分患者面颊有肝斑（鼻翼、两颊散在分布的黑点），大小鱼际有肝掌，面部腹壁有蜘蛛痣，下肢有静脉曲张等。

四、厥阴血分瘀热证，时有"阳虚水停"假象

临证时，具有典型的厥阴血分瘀热证的病症，大家可能会想到用血府逐瘀汤治疗。很多时候，临床病症极其错综复杂，舌脉特征也很不典型，尤其当厥阴经的血分瘀热累及了三焦的气化，导致气 – 水 – 血失调

的时候，就极易出现"阳虚水停"的假象，必须高度警惕！

血分瘀阻导致气分郁闭较重时，阳气郁遏而不能外达，可以出现手足逆冷，怕冷怕风，稍着风寒则原有症状突然加重，在女性多见。予以温阳药和艾灸过后，因郁闭暂时开宣，故能缓解一时。但加重了血分瘀热，故随后必复发，且会加重！

以肩周炎为例：很多病人表现为肩部活动受限，一着风寒则痛不可忍。很多医家均从风寒湿痹论治，予独活寄生汤、桂枝附子汤等，服后有短暂缓解，逾时复发更甚，痛无宁日。这种治疗是完全错误的！**很多肩周炎并非阳虚寒凝，而是因为阴虚内热、血分有瘀热，导致气分郁滞，痹阻关节**。因阳郁不达，故一外受风寒，郁闭更甚，则疼痛转剧。此应着眼解决血分瘀热，不可一概从风湿论治。故古人言"治风先治血，血行风自灭"。

血分瘀堵，导致三焦不畅，水液代谢失常时，会造成痰湿水饮内停，病人可能会有水肿、湿疹、舌淡胖有齿痕、苔厚腻水滑等一派"阳虚停饮"见症，切不可乱用温阳利水法，以免加重血分瘀热。

血瘀导致饮停，仲景有言"血不利而为水"。这在临床上特别常见，不容忽视！如肝硬化，血分瘀堵较甚，故见门脉高压，而阴虚内热，又造成肝细胞持续损伤，蛋白合成减低、低蛋白血症，两者共同导致水饮内停，形成腹水、胸水。

如淀粉样心肌病，心肌细胞肿胀呈淀粉样变，在中医属痰湿水饮的范畴，其根源却是由于血分瘀堵影响三焦所致。

如血液系统疾病的白血病、再生障碍性贫血等，因血分有瘀热毒邪，破坏血细胞，长期造成阴血亏虚，贫血、三系减少，并有面色苍白、乏力畏寒、舌苔灰黑厚腻等阳虚水泛的假象。故仲景有言"寒在皮肤，热在骨髓"。治病求本，**本在血分瘀热！**

总之，厥阴经阴虚内热、血分瘀热，可以影响三焦气－水－血的失调，从而出现气分郁滞、水饮内停等见症。此时虽有"阳虚水停"的假象，不可孟浪，而应从病史，或从体征，或从其他症状，或从西医病理生理学角度认真思考，深入探索，仔细探寻是否有血分瘀热的病机。

五、临证心得

临床上，不论是什么疾病，只要具有**厥阴阴虚、血分瘀热兼气分郁滞**的病机特点，都可选用血府逐瘀汤治疗。由于厥阴与少阳三焦联系密切，常涉及多系统的病症，故血府逐瘀汤可以治疗多系统的疑难疾病，不可等闲视之！

1. 肝经循行处的疼痛病症

由于肝胆经行于两侧，当厥阴肝经血分瘀堵，兼气分郁滞时，肝经循行之处必有不通，不通则痛，临床上可见于偏头痛，以及颈椎病、肩周炎等导致的颈肩腰膝的疼痛症状。另外，肝主筋，肝藏血。如果肝阴血亏虚，则筋骨关节失于濡养，不荣则痛，临床上常见于腰椎间盘突出、半月板退化等导致的疼痛症状。

2. 肝经系统循行部位的病症

常见的有甲状腺病变如甲状腺结节、桥本、甲亢、甲减等；乳腺病变如乳腺增生、乳腺癌等；生殖系统病变如子宫肌瘤、子宫内膜异位症、多囊卵巢、宫颈癌、卵巢癌等；前后二阴及临近部位的病变如前列腺增生、尿路感染、痔疮等。

3. 肝胆系统的病症

如慢性肝炎、肝硬化、肝癌、胆囊炎、胆息肉等。

4. 厥阴心包系统的病症

厥阴肝与心包相连，而原文中言本方主治"胸中血府血瘀"，故胸膈以上即上焦部位的病症，包括厥阴心包、肺、胸腔等，属阴虚瘀热兼气滞者均可选用，如各种类型的心肌病、冠心病、风心病、肺动脉高压、肺淤血等。

5. 人体血管病症

血管成分属广义的结缔组织，属三焦所主，但其来源为厥阴肝的阴血。当阴血不足时，血管失于濡养，弹性下降，故见多处动脉硬化、高血压等；若有血分瘀堵，则易有血栓形成、颈动脉斑块、动脉粥样硬化、血栓闭塞性脉管炎、下肢静脉曲张等。

6. 结缔组织病

人体的结缔组织，属三焦所主，为肝阴血所化生，为肝筋的延伸。当阴血不足，化生乏源，兼血分瘀热、气分郁滞时，结缔组织受累，表现为发热、关节痛、血管炎等，并通过三焦内传脏器，造成多系统受累，如红斑狼疮、类风湿关节炎、干燥综合征等。

7. 血液系统疾病

常见如白血病、再生障碍性贫血等，都有瘀热毒邪深伏血分、煎熬阴血、迫血妄行的核心病机。故常有三系细胞减少、贫血、出血等、还伴有气分郁滞而出现的"阳虚"假象，如乏力畏寒、面色灰黑、苔腻水滑等，**绝不可按阳虚论治！**

8. 情志、性格、神经系统的病症

很多性格、情志病并非单纯的心理疾病，而是因机体有血分瘀热导致气分郁滞所致，为现代人的常见病，多见于女性，常见失眠、焦虑、抑郁、易怒等。

9. 感染性疾病

很多感染性疾病发病急，热象重，传变快，大多属中医"温病"的范畴，极易由气分内陷血分而表现为发斑、出疹、伤阴、动血、生风等，存在阴虚血分瘀热的病机，即可运用血府逐瘀汤，解决阴虚血分瘀热兼调畅气机。若外邪内陷，热毒有外达之机者，多合入升降散清透郁热，如流行性出血热、猩红热、乙脑、流脑、蝉虫病等。

六、方药解析及加减

血府逐瘀汤中，用桃仁四物汤（有生地黄、赤芍）加牛膝活血化瘀、兼养血滋阴清虚热，治疗阴虚血分瘀热为主；用四逆散加桔梗调畅气机，解决气分郁滞为辅。一般用量按照原书比例来开，一钱按 3g 计，古人处方多有精妙处，病机契合者，用原方比例效佳。然不可胶柱鼓瑟，应紧随病机，灵活变换加减。

兹将平时最常用加减列举如下：

（1）若血分瘀堵较甚，气分郁滞不明显者：气分药用量减半，血分药量不变，或参入活血化瘀之品。

（2）中脘压痛明显者，为中焦血瘀较重，加入三棱、莪术。

（3）下腹、脐周压痛明显者，为下焦血瘀较重，合入下瘀血汤。

（4）左脉细、芤明显，两胁喜叩、全腹拘急，舌淡嫩，足抽筋、肢体麻木等，血虚明显者，可加入养血之品或合当归芍药散。

（5）若还伴腹痛、腰酸、水肿、湿疹、舌胖大苔水滑等，属肝郁乘脾、水湿内生明显者，更应合入当归芍药散。

（6）右关浮滑、心下压痛，兼气分痰热互结，属小结胸病，合入小陷胸汤。

（7）右关弦滑、反酸、烧心等，兼胆胃不和，合入左金丸。

（8）心烦、焦虑、失眠、胸闷较明显、左寸浮滑、舌尖红，气郁化火明显，合入栀子豉汤开宣郁火。

（9）如果出现发斑、发疹等症状，说明血分瘀热有外达之机。另外，艾灸也容易造成热伏血分。以上多合入升降散清透血分气分郁热。

七、医案举隅

医案一：月经失调、性格急躁

女同事，36岁左右，脾气特别不好，家里人、单位里的人都怕她，易怒，痛经，月经先期、有血块，量比较大，乳房胀痛，当时正处于经期，左脉细弦有力。

辨证分析：

（1）左脉细弦，痛经，月经先期，有血块，量多，为肝阴虚，血分瘀热。

（2）左脉弦而有力，经前乳房胀痛，脾气暴躁易怒，肝经气分郁滞。

拟方：血府逐瘀汤。

结果：告诉她经期吃最好，服药两天后，排出大量血块，坚持吃了一周后，脾气明显变好了，脸色变得比以前有光泽，各种症状都消失。善后给予逍遥散治疗而愈。

医案二：白血病

王某，女，65岁。患白血病，已化疗9次，住某三甲西医院，紧急会诊见：血小板减少为0，血色素为0。面色苍白，乏力，鼻腔出血，牙龈出血，上颚有大块的紫斑，全身多处大片瘀斑，全腹部多处压痛很明显，两胁部明显疼痛，胸闷，烦躁易怒，怕吵声，不喜饮食，饮食则吐。舌淡嫩，舌中有黑腻干苔，两脉弦滑有力。

辨证分析：

（1）舌中有黑腻干苔，鼻腔出血，牙龈出血，上颚大块紫斑，全身多处大片紫斑，全腹部压痛，两胯部明显疼痛，血分有热有瘀，为核心病机。

（2）血小板为0，血色素为0，面色苍白，舌淡嫩，为血虚；此主要因血分瘀热，煎熬阴血所致。

（3）左脉弦滑有力，胸闷，乏力，为肝经气分郁滞；烦躁易怒，怕吵声，为肝郁化火；不欲饮食，饮食则吐为肝气犯胃，胃气不降。

拟方： 血府逐瘀汤合栀子豉汤加阿胶、三七。

解析： 主方以血府逐瘀汤解决血分瘀热的主病机，兼治气分郁滞；因肝郁化火，故合入栀子豉汤宣透郁热；因出血较多，故加阿胶、三七养血止血。

结果： 1剂药之后，病人就不烦了，能进食了，牙龈鼻腔出血停止了，一周后皮下紫斑也完全消失，腹部压痛明显缓解。这是肝藏血出现了问题，由血分瘀热导致出血，兼有气分郁滞化火。

医案三：恶寒、失眠

杨某，男，56岁。

病史：（1）慢性乙型肝炎（小三阳）33年；（2）慢性胃炎5年伴肠上皮化生；（3）前列腺增生、结石10年；（4）慢性咽炎20年；（5）甲状腺结节；（6）肺结节；（7）颈动脉斑块；8.车祸病史（软组织损伤）。

问诊： 严重失眠30多年，入睡难，运动及中药泡脚后改善，多梦，咽喉干，吃油炸花生米等热性食物容易牙龈发炎、牙龈出血，伴黄白痰多。纳佳，饮水稍多或食稀粥则胃不适，平素肠鸣、矢气多。血糖空腹7.43mmol/L，餐后12mmol/L，糖化血红蛋白6.7%。1990年感冒后怕冷、汗出，后背、肩胛尤甚，夏天仍穿数件衣物，恶风，受风则感冒，长时间服用附子、巴戟天，症状无改善，跑步 2 年后怕冷改善，服归脾汤后怕冷亦有减轻。小便黄、无力，次数多，甚则 3～4 次/小时。稍动则疲惫，性功能下降。大便成形偏软，不臭不黏。

脉诊：左脉弦滑数芤软；右弦滑芤软，尺沉细弱。

望诊：舌淡红，胖大，边有齿痕，苔薄白稍腻润，舌下瘀。面苍黄暗，形体消瘦（95 斤），漏斗胸。

腹诊：腹部拘急，上腹叩鼓音。

辨证分析：

（1）颈动脉斑块，肺结节，甲状腺结节，前列腺增生、结石，肠上皮化生，软组织损伤史，左脉弦滑数芤软，形体消瘦，漏斗胸，面苍，舌下瘀，腹部拘急，严重失眠，易牙龈出血，为肝阴虚，血分有瘀有热。

（2）慢性咽炎，矢气多，上腹叩诊鼓音，为肝郁气滞；食热物牙龈发炎伴黄白痰多，为气郁化火生痰；怕冷服附子乏效，跑步后（阳气发越）反而减轻，说明阳气内郁，不得外达。

（3）右脉弦滑芤软，面黄暗，舌胖大有齿痕，苔白腻，感冒后遗留汗出恶风，容易疲惫，饮食不慎则胃不适，肠鸣，大便溏软，为脾胃虚弱，营卫不和。

（4）右尺沉细弱，小便次数多而无力，性功能差，为肾阳不足。

总结：病机复杂，若以一方统治，恐药物掣肘。故针对肝经病变，拟血府逐瘀汤；针对脾胃虚弱、营卫不和拟二加龙牡汤。两方交替服用，同时配合中成药归脾丸补养气血，改善体质。

拟方：

方一：血府逐瘀汤。

醋柴胡 3g	枳壳 5g	赤芍 6g	生甘草 3g
桃仁 12g	红花 9g	生地黄 9g	当归 9g
川芎 6g	川牛膝 9g	桔梗 5g	

7剂，颗粒剂，日1剂，分2次服。

方二：二加龙牡汤（不去桂枝）。

桂枝 10g	白芍 10g	生姜 10g	大枣 30g
炙甘草 6g	生龙骨 30g	生牡蛎 30g	炮附片 6g
白薇 6g			

7剂，颗粒剂，日1剂，分2次服。

另配中成药归脾丸，一次1瓶盖。

结果：两方配合归脾丸，交替服用。恶寒明显减轻，胃各种不适均减轻，睡眠改善，小便无力、咽干均好转。后以血府逐瘀汤加减调治，诸症向好。

医案四：冠心病、下肢血栓

厦门中医院一老太太，70岁左右，因下肢深静脉的血栓，住在骨外科拟手术治疗，因为有冠心病和心律失常，就先转到心血管科治疗。胸闷痛，左脉沉涩而弱。

辨证分析：

（1）左脉沉涩而弱，胸闷痛，加之深静脉血栓，为厥阴心包瘀阻。

（2）年长脉弱，为气血弱，加党参扶正。

（3）病久入络，加水蛭通络脉。

拟方：血府逐瘀汤加党参、水蛭。

结果：服药3剂之后，胸部憋闷明显好转，床头心电监护显示早搏明显减少。此方又吃了7剂，冠心病的症状大有好转。继续吃了2周后，下肢血栓疼痛也明显改善了。本来病人打算心脏情况好转，再转外科手术治疗，但见下肢血栓也有明显好转，就继续用这个方子加减治疗，1个多月后下肢血栓也治愈。

医案五：肩周炎

崔某，男，50岁。

病史：（1）肩周炎1年余；（2）肾结石。

问诊：患者双肩疼痛反复发作1年余，发作时疼痛性质呈撕裂样，影响睡眠，双肩上抬困难，翻身时肩关节有响声。目前肩痛症状有所好转，无怕冷，但怕吹空调，似凉风透骨，不易汗出，头昏脑涨，晨起鼻塞喷嚏，口干不欲饮，纳可，无反酸烧心，牙痛，时有耳鸣、牙齿松动，易有口腔溃疡，下肢皮肤瘙痒，容易遗留抓痕，腰膝部酸软怕冷，小便不利有泡沫，尿呈米汤样，大便时干时稀，眠可。曾服过附子开至100g的汤药，而双肩疼痛无改善。

脉诊：左脉浮弦滑较有力艽，寸浮小滑，尺弦艽偏浮；右脉浮弦滑大较有力。

望诊：面浮红，舌淡嫩红，胖大，苔白腻厚润，舌下溃疡。

腹诊：全腹部拘急，心下压痛，中脘压痛，小腹压痛，右胁叩痛。

辨证分析：

（1）肾结石、肩周炎，左脉浮艽，舌下溃疡，面浮红，全腹部拘急，中脘、小腹压痛，双肩疼痛，上举困难，肩关节弹响，下肢皮肤瘙痒，腰膝酸软，溲如米泔，口干不欲饮，小便不利有泡沫，为肝肾阴虚，血分有瘀热。

（2）左脉弦滑有力，右胁叩痛，头昏脑涨，耳鸣，牙痛，为肝气郁滞化火。双肩、腰膝怕冷，不易汗出，晨起鼻塞喷嚏，均为阳气内郁，不得外达。

（3）舌淡嫩红胖大，苔白腻厚润，小便不利，大便时干时稀，都是血分瘀滞影响三焦，气化不利所致。

（4）右脉浮滑大有力，心下压痛，容易口腔溃疡，兼有痰热结胸。

拟方：血府逐瘀汤合小陷胸汤。

醋柴胡 3g	麸炒枳壳 6g	桔梗 6g	燀桃仁 12g
红花 9g	当归 9g	赤芍 9g	川芎 6g
生地黄 9g	川牛膝 9g	生甘草 3g	黄连 3g
姜半夏 10g	全瓜蒌 30g		

7 剂，颗粒剂，日 1 剂，分 2 次服。

结果： 服上方后肩痛好转明显，原方加重养血化瘀，继续服用后肩痛愈。

医案六：胃溃疡

徐某，男，36 岁。胃溃疡。晨起 6 点左右胃痛，胃胀，活动后好转，腰痛，劳累后明显，后背臀部发红疹，不痒，时有肩胛不适，偶有胸闷，每到秋季发眼胀痛，夏季易发头昏，乏力。

脉诊： 左脉沉小弦滑偏数，右脉沉细弱。

望诊： 舌淡红胖大，边有齿痕，舌下瘀明显。

腹诊： 右胁叩痛。

辨证分析：

（1）左脉弦滑，肩胛不适，胸闷，胃胀，秋季眼胀，头昏、乏力，右胁叩痛，为肝气郁滞。

（2）左脉沉小，晨起胃痛，腰痛，劳累后明显，胃溃疡，舌下瘀为血虚血瘀。

（3）左脉偏数，臀部后背红疹，为血分有热。

拟方： 血府逐瘀汤加莪术。

醋柴胡 3g	炒枳壳 5g	赤芍 6g	生甘草 3g
桃仁 12g	红花 9g	当归 9g	川芎 6g
生地黄 9g	桔梗 5g	川牛膝 9g	莪术 6g

7 剂，颗粒剂，日 1 剂，分 2 次服。

结果：服上方 7 剂后诸症好转，原方加白芍，加重养血，减轻化瘀之力，续服一周，后转归脾汤加三棱莪术和逍遥丸交替服用善后。并嘱咐上午运动，随时觉察调整情绪状态，随访三月胃痛未发。

（学生张鹏医案）

医案七：冠心病、肝囊肿、腰椎间盘突出

秦某，女，61 岁。2019 年 3 月 30 日初诊。

病史：（1）冠心病，在冠脉左前降支下端狭窄 <50%，口服心脑通；（2）房间隔缺损；（3）肝囊肿；（4）甲状腺结节；（5）膀胱炎；（6）腰椎间盘突出。

问诊：时有心慌，胸憋闷、隐痛。头晕，健忘，气短乏力，夏季尤甚，服党参、人参后状态好转。有艾灸史，平素易上火。手脚心发热，喝生脉饮后减轻。腰正中疼，不能弯腰。纳可，大便可，小便频、尿色淡。近期因亲人去世，心情郁闷明显。

脉诊：左脉沉细弦缓涩弱；右脉沉细弱迟缓，尺沉弱，寸沉弱。

望诊：舌红，有裂纹，苔薄黄少，舌下稍瘀。下肢静脉曲张。

腹诊：少腹拘急压痛。

辨证分析：

（1）左脉沉弦涩，舌下瘀，少腹压痛，下肢静脉曲张，冠脉狭窄，胸痛，健忘，核心病机是肝经血分瘀堵。胸闷心慌、小便频数、甲状腺结节等，为血分瘀导致气分郁。

（2）左脉细弱，舌红有裂纹苔少，少腹拘急，平素易上火，手足心热，腰疼，为肝阴虚有热。

（3）右脉沉弱，说话气短，懒言，全身乏力，服党参、人参好转，为心气不足。

拟方：血府逐瘀汤合生脉饮加减。

189

柴胡 6g	枳壳 6g	赤芍 10g	生甘草 3g
桃仁 6g	红花 6g	生地黄 10g	当归 10g
川芎 6g	怀牛膝 10g	桔梗 6g	生白芍 10g
党参 10g	麦冬 10g	五味子 6g	

7 剂，颗粒剂，日 1 剂，分 2 次服。

嘱： 停服心脑通。

结果： 服药 7 剂，乏力头晕明显好转，神清气爽，胸痛已无，尿频好转。心脑通已停服。续以此方加减治疗。

医案八：血小板增多症、重度焦虑

李某，女，43 岁。2019 年 5 月 26 日初诊。

病史：（1）2019 年北京 301 医院复查甲状腺结节，发现血小板升高，诊断为血小板增多症。服前列地尔无效。刻下服用三七通络胶囊、阿司匹林 100mg qn、强力扑感片、脉血康；（2）2018 年清明节脸肿、眩晕，去当地医院检查，西医诊断为前庭功能障碍；（3）2009 年右脚内侧湿疹，受惊吓后湿疹加重，手足心出疹甚至溃烂，后心率加快，心率 110～120 次/分，西医检查示低血钾。服前医药后心慌加重，用药不详。（4）2007 年宫外孕，剖宫产后恶露不尽，打点滴，在术口有脓，小腹疼痛；（5）有长期频繁艾灸史。

问诊： 因病重度焦虑，西医检查其多巴胺接近为 0。口苦，嗳气，喜太息。脾气暴躁，易摔东西。出汗少。关节疼，曾有右胯右膝疼，右手 2 个指关节疼，走路容易出现短暂性晕厥。眠差，梦多。大便黏臭，有二便失禁。月经排出不畅，排卵期出血且腹痛，有血块。

脉诊： 左脉沉小弦滑带芤，关脉涩；右关小弦滑。

望诊： 面色偏红，带紫，舌偏暗红苔薄腻，舌下瘀。

腹诊： 中脘压痛明显，右胁叩痛明显，下腹压痛，脐上压痛明显，下肢静脉曲张。

辨证分析：

（1）血小板增多症属中医"血分病"的范畴。详询病史，推测起病可能与 2007 年宫外孕及频繁艾灸有关。剖宫产后恶露不尽，血分瘀滞，此时本应服生化汤等活血排瘀，反而打点滴（相当于中医的清热解毒药），凉遏气机，邪气深伏血分。后频繁艾灸，火伏三焦、血分，灼伤阴血。并与宿邪相结，进一步加重了血分的瘀滞热毒。

（2）刻下左关沉涩，中脘、脐上、下腹压痛，下肢静脉曲张，面色发紫，舌暗舌下瘀，血小板增高，月经排出不畅，排卵期出血且腹痛，有血块，为厥阴血分瘀滞。

（3）左脉弦滑，面色红，右胁叩痛，重度焦虑，口苦，喜太息，脾气暴躁，心率快，眩晕，二便失禁，为血分瘀导致气分郁而化火。汗出少，湿疹，苔薄腻，为气机郁滞，影响三焦不畅，气化不利所致。

（4）左脉小芤，关节痛，走路短暂性晕厥（血虚不能上供于脑），眠差多梦，为阴血亏虚。（1～4 即血府逐瘀汤证）

（5）右关弦滑，嗳气，大便黏臭，为肝气犯胃，肝胃郁热。（左金丸证）

拟方：血府逐瘀汤合左金丸加酒大黄。

柴胡 6g	枳壳 6g	赤芍 10g	生甘草 6g
桃仁 10g	红花 10g	当归 10g	生地黄 20g
川芎 6g	桔梗 6g	怀牛膝 10g	白芍 15g
黄连 3	吴茱萸 1g	酒大黄 3g	

7 剂，颗粒剂，日 1 剂，分 2 次服。

结果：服第 1 剂即觉情绪转佳。7 剂还未服完，已觉焦虑感、脾气暴躁等显著好转。嘱其服后可抄方 1 周，再继续治疗。

医案九：室早、失眠

楼某，女，39 岁。2017 年 4 月 28 日初诊。

问诊： 室性早搏多年。心悸胸闷，平躺时加重。眠差，噩梦频频，易醒。头昏痛，平时易上火、牙疼。平素爱操心。乏力，怕冷。胃口好，偶尔反酸。便秘，大便时黏，夜尿多。月经量少，血块多，经前乳胀。

脉诊： 左脉寸沉弱，关细弦弱带滑，尺沉弱；右脉沉细弱，关沉细弦弱，尺沉弱。

望诊： 舌红，胖大，边有齿痕，苔薄。

腹诊： 右胁叩之不适，心下压胀，两胁压胀不适。

辨证分析：

（1）左关弦滑，左胁压胀，室早，心悸胸闷，平躺加重，眠差，噩梦频频，易醒，月经血块多，为肝经血分瘀热。

（2）右胁叩压不适，爱操心，头昏痛，易上火牙疼，经前乳胀，为肝经气分郁热。

（3）左脉小弱，中年女性，月经量少，有肝阴血亏虚。

（4）纳旺，反酸，便黏，心下压胀，兼有肝气犯胃，肝胃郁热。

（5）右脉弱，左寸脉沉弱，室早多年，舌胖大有齿痕，乏力、怕冷，夜尿多，兼有阳气虚。

（6）刻下以厥阴肝阴虚瘀热的病机为主，故用血府逐瘀汤以疏通气分、血分兼养阴，合交泰丸兼顾胃热、阳虚的病机。待肝经瘀堵解决后，再专行补气养血以善后。

拟方： 血府逐瘀汤合交泰丸。

柴胡 3g	枳壳 6g	赤芍 10g	炙甘草 6g
生地黄 10g	当归 10g	川芎 6g	桃仁 12g
红花 10g	川牛膝 10g	肉桂 2g	桔梗 6g
黄连 1g			

7 剂，颗粒剂，日 1 剂，分 2 次服。

结果：服药后睡眠明显改善，室早未发作。续抄方 1 周，后以归脾汤加减善后。

医案十：胸闷、失眠

刘某，女，70 岁。2018 年 3 月 30 日初诊。

问诊：心脏时不适，胸闷气短心慌，拍打舒服，眠差，入睡困难，梦多，脾气急躁、心烦，眼干涩，两肩胛痛，腿抽筋，下肢凉。口干口苦不喜饮，反酸，嗳气，矢气多，大便干、便秘，尿黄、夜尿多。

脉诊：左脉沉芤弦弱重按涩；右脉寸浮滑数带弦，关弦滑数，尺偏沉弦滑数。

望诊：舌偏红，苔薄，舌下瘀；白睛红丝多。

腹诊：右胁叩痛，中脘、脐上、脐下压痛，下腹拘急轻压痛。

辨证分析：

（1）左脉弦涩，舌下瘀，白睛红丝多，中脘、脐上、脐下、小腹均有压痛，失眠，口干不欲饮，为厥阴血分瘀堵。

（2）右胁叩痛，舌红，胸闷心慌，捶打则舒，脾气急躁、心烦，口苦，两肩胛痛，下肢凉，为厥阴血分瘀导致气分郁。

（3）左脉沉芤弱，眼干涩，腿抽筋，为肝阴亏虚。（1+2+3 即血府逐瘀汤证）

（4）右关弦滑数，口干，反酸，嗳气，矢气多，便秘，尿黄，为肝气犯胃，肝胃有郁热。（左金丸证）

拟方：血府逐瘀汤合左金丸。

柴胡 5g	枳壳 5g	赤芍 9g	生甘草 3g
桃仁 12g	红花 9g	生地黄 9g	当归 9g
川芎 6g	川牛膝 9g	桔梗 6g	黄连 2g

吴茱萸 1g

14 剂，颗粒剂。日 1 剂，分 2 次服。

结果： 服完 14 剂，睡眠明显改善，心胸不适感减弱，其余诸症均减轻。前后续以血府逐瘀汤加减治疗近 1 月，诸症向好，精力转佳。

医案十一：压缩性骨折术后

孙某，女，54 岁。2019 年 4 月 13 日就诊。

问诊： 患者外伤脊椎压缩性骨折再造术后，出现右腰酸痛，髋关节麻木，脚凉麻木，晨起明显觉得项部发凉，口干口苦，食凉则胃胀，打嗝嗳气，反酸，大便稀、臭黏，小便黄，尿频，心烦。

脉诊： 左脉弦滑有力，右关弦滑有力。

望诊： 舌红苔黄厚腻，舌下瘀，后背压缩性骨折，脊柱加腰板，术后疤痕。

腹诊： 心下无压痛，小腹拘急。

辨证分析：

（1）左关弦，舌下瘀，小腹拘急，压缩性骨折病史，术后腰痛、髋关节麻，脚凉麻，为厥阴血分瘀堵。

（2）左关滑有力，舌红，口苦，心烦，尿频，项凉，为厥阴气分郁热，阳遏不达。（1+2 即血府逐瘀汤证）

（3）右关弦滑有力，口干，食凉胃胀，打嗝嗳气，反酸，大便臭黏，小便黄，为肝气犯胃，肝胃有郁热。

（4）左金丸与苏叶黄连汤的鉴别：两者均可治疗肝胃不和证。左金丸证以肝、胃二经见症为主，以反酸、烧心为主症；苏叶黄连汤证可兼有肺经见症，如：鼻塞流涕、身痒身痛、皮肤异常、脉浮弦等。故方中取苏叶既入肝经疏肝理气，又入肺经宣肺开郁。本患者晨起明显项部发凉，为肝郁及肺，表气郁滞。故选苏叶黄连汤更合适。

拟方：血府逐瘀合苏叶黄连汤加减。

柴胡 3g	枳实 3g	赤芍 3g	生甘草 3g
桃仁 6g	红花 6g	当归 10g	川芎 10g
生地黄 10g	桔梗 6g	牛膝 10g	苏叶 6g
黄连 3g	酒大黄 3g	生白芍 10g	

7 剂，颗粒剂，日 1 剂，分 2 次服。

结果：服药 2 天后，患者反馈疗效神奇，仅服 2 剂，诸症缓解明显，感激不尽。续嘱其在当地抄方以巩固疗效。后因情绪不遂而来复诊，问及病情，述腰腿酸痛诸症悉愈，未有复发。

第十章
内伤厥阴病之肝阴血亏虚证举隅

　　肝藏血，主疏泄，其体阴而用阳。前面两章从肝用的角度，分别阐述了内伤厥阴病中气分与血分郁滞证的病机证治。虽然前方中也有养阴血以护肝体的药物，但主要治疗还是侧重于打通肝经气分血分的郁滞，宣畅三焦，保证气-水-血的正常运行。

　　而本章着重阐述以厥阴肝阴血亏虚为主的病机证治。肝用失常仅为继发病机、次要病机，核心矛盾在于肝体本虚，故左脉多见细芤，腹诊多见腹部拘急、腰胁喜叩等。因历代肝阴血亏虚的方证颇多，故仅列举几个最常见的方证以供大家学习参考，一是肝阴血亏虚，肝旺乘脾的当归芍药散证；二是肝阴虚内热，上扰心神致失眠的酸枣仁汤证；三是后世肝阴虚兼有郁热的一贯煎证。

第一节　当归芍药散证——肝血虚乘脾

一、妊娠"腹中疗痛"的病机

●《金匮要略·妇人妊娠病脉证并治》

妇人怀妊，腹中疗痛，当归芍药散主之。

当归芍药散方

当归三两　芍药一斤　茯苓四两　白术四两　泽泻半斤
芎䓖半斤，一作三两

上六味，杵为散，取方寸匕，酒和，日三服。

条文解读

怀孕期间出现腹中"疗痛"，即腹中痉挛性疼痛，无论是何种原因引起的，一般都宜首先当归芍药散治疗。

妇人怀孕后易于出现"腹中疗痛"的原因有二：

（1）妇人每月有经血下排，本易出现肝血虚。怀孕之后，全身的气血必须分流较多去供养胎儿，所以肝血更易不足。肝血虚不能养筋，故腹肌筋膜易失养而作疗痛。另外，由于肝血不足，怀孕后易于因血虚阴亏而宫缩加强，故出现胎动不安、先兆流产等。

（2）肝血不足，肝气就相对有余。肝气有余，则肝气易郁、肝阳易亢，肝郁阳亢则易乘犯脾土，脾主大腹，故见大腹疼痛。

因此，女性怀孕期间出现的腹痛，大多都是因为肝血虚、肝旺乘脾造成的。所以，只要怀孕期间见到腹部痉挛性疼痛，包括先兆流产、胎动不安等，就有使用当归芍药散的机会。

二、当归芍药散证的方药解析

1. 为何当归芍药散中用川芎？

后世医家认为怀孕期间不宜使用川芎，因为川芎活血化瘀，易致流产。仲景之所以用川芎，是因为女性的生理特点，每月来一次例假，易于血虚，也易于胞宫留瘀。绝大多数女性或多或少都有胞宫留瘀，如子宫肌瘤、附件粘连等。胞宫留瘀容易影响胎儿的供血和生长，因此需要在养血基础上适当活血化瘀，这样反而能促进子宫内膜的修复，也更有利于胎儿的着床和血液供应。

化瘀药不等于排瘀药。川芎是养血化瘀药，是在养血的基础上因势利导，慢慢消除瘀血，而不同于桃仁、大黄等排瘀药。怀孕期间忌用排瘀血药，如大黄、桃仁、土鳖虫等。

2. 为何当归芍药散中用白术、茯苓、泽泻？

肝阴血不足，肝气乘脾，就会导致脾运失健、水湿内生，水饮不能运化。水湿过多，就容易出现身体浮肿、羊水过多、胞宫囊肿等，既影响胎儿发育，也影响母亲的健康。如果有肝血虚兼脾虚有湿者，比如白带多、肢体浮肿、羊水过多等，本方最为适合。临床上脾虚有湿的症状，也可以不典型。只要有大便溏、舌胖大苔白腻、怀孕后浮肿等，但见一症便可以用。

三、当归芍药散的辨证眼目

● 《金匮要略·妇人杂病脉证并治》

妇人腹中诸疾痛，当归芍药散主之。

条文解读

"腹中诸疾痛"，是指盆腔炎、附件炎、子宫肌瘤、子宫囊肿、子宫内膜异位症等各种疾病引起的腹中疼痛。这种腹痛多为自我感觉疼痛，也有腹诊出现腹部压痛、腹部拘急等情况的。

由于女性有月经、生产、怀孕等生理特点，临床上容易出现肝血亏虚、肝血瘀阻等病理变化，肝阴血虚必致肝阳亢或肝气郁，肝气又易乘克脾土而出现腹痛。

因此，不管是妊娠的腹部痉挛性疼痛，还是慢性妇科炎症的腹痛，或是附件子宫的其他慢性病变导致的腹痛，其基本病机大多都离不开**肝阴血亏虚、肝气乘脾**，大都适合用当归芍药散主之。所以，**当归芍药散的辨证眼目是腹痛！**

我们用的时候，一般以原方治疗。如果明显有阳虚、气虚者，如慢性病程、被清热药或消炎药损伤过、右脉弱等，可以适量加温阳药、补气药；若有明显的急性感染，如发热、化脓、尿涩痛、脉滑数有力等，也可以适量加入清利湿热药、清热解毒药，灵活施治。

四、妇人腹痛的常见方证鉴别

在《金匮要略·妇人杂病脉证并治》中，张仲景治疗妇人最常用的几个方剂，一是小建中汤，二是当归芍药散，三是温经汤。鉴别如下：

（1）**小建中汤**：主治"妇人腹中痛"。妇人腹痛，非其他疾病引起者，首选之方为小建中汤！因为妇人最常见肝脾不调的体质，一方面脾胃虚寒，化生营卫气血不足；一方面肝阴虚内热，木郁克土，故常有腹痛一症。

（小建中汤证将在太阴病篇有详细论述）

（2）**当归芍药散**：主治"腹中诸疾痛"。"诸疾"提示其他妇科疾病为腹痛的病因，如盆腔炎、附件炎、子宫肌瘤、子宫囊肿、子宫内膜异位症等，多有血虚肝旺、乘脾生湿的病机，故适合用当归芍药散治疗。

（3）**温经汤**：核心病机为宫寒有瘀。一方面有瘀血，不通则痛；一方面寒凝作痛。其疼痛部位多为小腹（足厥阴肝经过阴器、抵小腹）。符合该病机者，可予温经汤施治。

五、水湿的辨证要点

当出现以肝阴血不足为主，带有水湿的病症，均可以当归芍药散主之，男性同样适合。不一定要具备明显的水湿症状，但见一两症即可应用。关于水湿的辨证要点，总结归纳如下：

（1）多见右脉沉或弦。右脉候阳气。"脉得诸沉，当责有水"；右脉弦可主水湿内停。

（2）形体肥胖，舌胖大有齿痕，苔白腻或水滑。

（3）大便溏软，小便不利，或有尿频、尿急、尿痛等。

（4）颈肩腰背处有酸痛、酸胀痛，叩诊一方面有酸痛感，一方面还喜叩。肌肉酸痛既有血虚失养，又有水湿内停。

（5）女性腰酸痛、腹痛伴白带增多。

（6）其他：头昏目眩，胸闷心慌；腰酸痛伴过敏性鼻炎，鼻流清涕；房事过后喷嚏不断。这些均由于肝阴血不足、血虚生风，肝风引动水饮水湿上冲所致。

六、鉴别：当归芍药散证和逍遥散证

如果既有肝血亏虚，又有肝气郁结、脾虚生湿者，后世医家在当归芍药散的基础上，加入柴胡、薄荷以加强疏肝解郁之功，去泽泻、川芎，加炙甘草补中气，缓肝急，创立了著名的逍遥散。因为女性肝血多虚，肝气易郁，肝旺又易乘脾犯胃，所以逍遥散最适合既有肝血虚，又有肝气郁结的肝气乘脾证。

相反地，如果没有肝气郁的诱因，肝气郁结的脉症不明显，而是阴血亏虚明显者，虽有肝旺乘脾的病机，也不宜加用疏肝解郁药，否则越疏肝，就会越耗肝血，这时候用柴胡就一定会劫肝阴。（**后附医案示例**）

七、医案举隅

医案一：腹痛

一朋友之妻，28岁。小腹隐痛反复发作，时轻时重，白带时多，询问病史源于刮宫人流之后，体质下降。多次妇科检查示除轻度的"宫颈糜烂"外，没有其他疾病。我先推荐给妇科某博士治疗，处方逍遥散加败酱草等治疗，腹痛未减，反见加重，遂找我复诊。查其小腹部拘急明显，左脉关细弦弱，询问其心情尚好，也无太大压力。

辨证分析：

（1）人流之后小腹隐痛反复发作，时轻时重，为肝血亏虚。

（2）白带时多，兼有水湿，为肝旺乘脾。

（3）心情尚好，压力不大，脉症上并无明显的气郁依据。

综上，辨为当归芍药散证。

拟方： 当归芍药散原方。

当归 10g	白芍 30g	川芎 10g	茯苓 10g
生白术 10g	泽泻 10g		

7 剂，颗粒剂，日 1 剂，分 3 次服。

结果： 服药当天即明显好转，5 剂服完痊愈。嘱平时继续此方，每日 1 次，连服 14 剂巩固。随访多年，腹痛未再发作。

医案二：胁痛

某领导之妻，年 40 余岁。右侧胁肋时胀痛，劳累或生气时均易加重。望其面色稍有贫血貌，纳食二便正常，失眠梦多，经期后疲乏甚，月经量少，色正，经前下腹部隐痛。两脉弦细，舌淡红，苔薄腻。初诊拟逍遥散 7 剂，以为必定有效，岂知病人服药后胁痛越来越重，遂立即明白此胁痛乃肝虚失养所致，提前约其就诊，复诊叩诊见两胁微痛喜叩。

辨证分析：

（1）面色稍有贫血貌，两胁微痛喜叩，经期后疲乏甚，月经量少，经前下腹部隐痛，两脉弦细，为肝血亏虚、肝旺乘脾。（当归芍药散证）。

（2）没有水湿症状，去泽泻。

拟方：当归芍药散去泽泻。

当归10g　　　　白芍30g　　　　川芎10g　　　　茯苓10g

生白术10g

7剂，颗粒剂，日1剂，分3次服。

结果：1剂痛减，3剂痛消，7剂服完诸症愈。

医案三：腰痛

本人早年常腰部酸痛，右胁也时痛，酸楚隐隐，精力不济。自服六味地黄丸腰痛缓解不显，而舌苔增厚腻，大便溏稀；服金匮肾气丸则小便黄浊不利。一日研究当归芍药散时，觉得此方也类似六味地黄丸，有补泻并用的特点，重点养肝活血、健脾祛湿，应该有益于腰痛胁痛，因为肝肾同源，精血互生，养肝之中，又利湿健脾，颇有益于肝肾亏虚夹湿困者。

辨证分析：腰痛胁痛，酸楚隐隐，精力不济，补肾不应，为肝血亏虚，水湿困脾，辨为当归芍药散证。

拟方：当归芍药散（自备）。

每次服药3克。

结果：当时即见腰胁酸痛好转，惊为神药。3天即病症若失。

按语：此后凡肾虚补肾不应者，我即改用养肝治疗，多能立见奇效。我发现凡是肝肾精血亏虚，见胁痛者，只要用一点点疏肝之药即见加重，而当归芍药散多能立见显效。

附：当归散证

●《金匮要略·妇人妊娠病脉证并治》

妇人妊娠，宜常服当归散主之。

当归散方

当归　黄芩　芍药　芎䓖各一斤　白术半斤

上五味，杵为散，酒服方寸匕，日再服，妊娠常服即易产，胎无苦疾，产后百病悉主之。

条文解读

有些患者肝阴血亏虚，没有明显的水湿，但同时虚火还比较重，应该用哪个方呢？"妇人妊娠，宜常服当归散主之"。

妇人妊娠，多血虚血瘀，故用归芎芍养血活血。同时，女性怀孕期间易于上火，易于妊娠呕吐、脸上长痤疮、扁桃体肿大、咽痛、口干苦等，正合黄芩以清火。当归散为散剂而不为煎剂，药物用量相对较少，再佐以白术苦温健脾，可防止黄芩苦寒伤脾，水湿内生。孕期应用本方长期调养，女性体质调好后，生的小孩不易上火，不易脾气暴躁，也不易出现产后胎毒。后世保胎方有保产无忧散，而仲景的保产保胎方则是当归散。

"产后百病悉主之"，不是说产后的百病都应用此方，而是说用此方后，孩子产后不易生百病。很多母亲胎前有肝热，易于上火，生的小孩容易长脓疱、扁桃体红肿、脾气暴躁等，这是因为母亲胎前有肝热所致。

当归散清肝热、养胎，适用于母亲胎前易上火、有肝热的体质，相当于"中医的叶酸"。叶酸，相当于中药的清肝热安胎药，并无养肝血之作用。因此对于这种体质的孕妇，我们更提倡应用"中医的叶酸"——当归散进行保产安胎。

第二节　酸枣仁汤证
——肝阴虚内热，肝魂不藏

一、病机要点及方药解析

●《金匮要略·血痹虚劳病脉证并治》

虚劳，虚烦，不得眠，酸枣仁汤主之。

酸枣仁二升　知母二两　芎䓖二两　茯苓二两　甘草一两

以水八升，先煮酸枣仁，得六升，内诸药，煮取三升，分温三服。

条文解读

内伤病，肝阴亏虚，虚热内郁，常易致肝魂不得潜藏，表现为失眠、虚烦、易疲劳，尤其是劳倦熬夜后更容易出现失眠、烦热难寐的症状，当用酸枣仁汤治疗。

此方以酸枣仁为主药。酸枣仁其性平和，味微酸，善补肝阴、养肝魂而安心神。

肝阴亏虚者，虚火内郁，故加知母。其甘寒而微苦不燥，善清相火，除虚热，兼有补益肾阴之功。

肝旺必乘脾，脾运不及，则易生痰饮。痰饮随肝经气火上逆，易凌心致惊悸，病人每要入睡之际，突然心慌而惊醒，此即水饮凌心的特征，故加入茯苓以健脾去饮，宁心定悸。

甘草甘缓急迫，有助于镇静安神。

川芎为血中之气药，用于阴血亏虚者，能疏通肝经血分之瘀滞，打通肝经的通道，迎血归肝，助其养肝魂而安心神。

二、临证心得

酸枣仁汤，只对因虚劳造成的失眠有效，不是对所有失眠都管用。如因心情不好而出现失眠，伴食欲不振、胃胀嗳气、胸闷心慌者，这是胆郁痰热扰心所致，治宜温胆汤。

不管哪种失眠，如果伴有梦多，就宜加入龙骨、牡蛎，潜阳安神。

酸枣仁汤中的酸枣仁，用量一般为 30 ～ 60g。如果虚烦重，可稍加知母用量。川芎毕竟辛燥，不利于肝阴亏虚者，所以用量宜小，疏通肝经瘀滞即可。

三、医案举隅

医案一：失眠

我在厦门带教时，一学生失眠，予酸枣仁汤治疗后效果很好。后来她觉得方中川芎辛燥，不利于肝阴血亏虚，就自己去掉川芎后再服，发现居然一点效果都没有。后来她又试验，加入川芎后，又有显著的效果。她把这个发现告诉了几个喝酸枣仁汤的同学，也证明确有此规律。后来她问询我此方的奥秘时，才恍然醒悟此中道理。川芎，是血分之中的气药，能疏通血分的瘀滞，有打通肝经的通道、引血归肝的作用。

医案二：失眠

堂兄余某，时年40岁。患慢性肝炎，长期失眠，晚上完全没有睡意，每天必须服安眠药。易焦虑，亢奋，时有右胁隐痛。人消瘦，憔悴，舌淡红，舌体偏瘦，舌下稍瘀，苔薄白，脉弦芤，余尚可。

辨证分析：

（1）慢性肝炎，人消瘦，右胁隐痛，舌偏瘦，脉弦芤，久病内伤，为肝阴亏虚。

（2）失眠，焦虑，为虚热扰心。

综上，辨为酸枣仁汤证。

拟方：酸枣仁汤加减。

酸枣仁60g　　　知母6g　　　川芎6g　　　生甘草6g

茯苓 10g　　　鸡血藤 30g　　　龙骨 30g　　　牡蛎 30g

6 剂，颗粒剂，日 1 剂，分 2 次服。

结果：当晚第一次酣然入睡，而且睡得特别深沉。5 剂后睡眠恢复正常。嘱此方可以继续服药 1 周。此后，睡眠基本恢复正常。

第三节　一贯煎证——肝肾阴虚郁热

一、病机要点

●一贯煎原文（《柳州医话》）

主治：肝肾阴虚，血燥气郁。

症见：胸脘胁痛，吞酸，吐苦，咽干口燥，舌红少津，脉细弱或虚弦，及疝气，癥聚。

生地黄六钱至一两五钱　枸杞三钱至六钱　当归三钱　北沙参三钱　麦冬三钱　川楝子一钱半

水煎，去渣，温服。

条文解读

肝肾阴虚，血燥内热，是一贯煎的主要病机，而肝气郁结只是继发病机。"胸脘胁痛，吞酸，吐苦，咽干口燥，舌红少津"，完全是一派肝肾阴虚兼有郁热的病症。"脉细弱或虚弦"，也是肝阴虚有郁的特征。至于"疝气，癥聚"，也是肝经的病症。所以不管是肝经血分的癥积，还是气分的郁结，只要有肝肾阴虚内热郁结，都可用此方加减调理。

二、方药解析

此方以北沙参配麦冬，养肺阴兼清虚热。为什么要补肺阴呢？中医认为，肺金能克制肝木。当肺气肃降正常，肝气就不易亢逆，肝火就不易上冲。

生地黄滋肾阴而清血热，枸杞子养肝肾之阴而明目，当归补肝血，三药合用，滋养肝肾的阴血，兼有清血分虚热的作用。如此肝肾肺三脏真阴同补，金能平木，金水互生，水木互生。

最后再加入川楝子入肝经，疏肝郁，泻肝经的郁火，导热从小便而出。川楝子的用量很小，只用了一钱半。因为川楝子太过苦寒，苦燥易伤阴血，所以肝肾阴血亏虚的病人不宜多用。

三、临证心得

（1）肝经阴虚有热，表现为眼睛干涩、舌红少津、咽干口燥、胁肋胀痛等，以肝经症状为主者，此方有效。

（2）肝胃阴虚，表现为胃胀胃痛、胃中嘈杂不欲饮食、舌红绛等，以胃经症状为主者，此方有显效。

（3）肝肺阴虚，表现为干咳、咽喉干燥、气上逆等，以肺经为主的疾病用此方也有显效。

所以此方对**肝、胃、肺三经的阴虚郁热证**多有显效，不可忽视！

值得注意的是，方中的川楝子不宜多用。如果病人气郁较重，可以加入郁金、玫瑰花、厚朴花等比较和缓不燥的疏肝解郁药，不宜用柴胡等辛散外透药，否则有劫肝阴，加重胁痛的弊端。

四、医案举隅

医案一：支气管扩张

陈某，女，46岁。长期咳嗽咯脓血痰，肺部检查确诊为支气管扩张，每次感染必用抗生素治疗。近年来逐渐耐药，疗效不佳，所以现在几乎每天都在咳嗽，只是程度不同而已。近来干咳气急，阵发性加剧，偶有少量白黏痰咳出，每咳剧时面红急促，平时脾气急躁，大便偏干，小便稍黄，睡眠多梦，口干时苦，口渴不明显，月经量偏少。

望诊： 面色红润，两颊明显，形体偏瘦，舌质红瘦苔薄干。

脉诊： 两脉弦细数。

辨证分析： 长期咳嗽，久病伤阴，现两颊发红，脾气急躁，干咳气急，脉弦细数，辨为肝肺阴虚内热，木火刑金。

拟方： 一贯煎合百合知母汤加减。

生地黄30g	枸杞子15g	当归9g	北沙参9g
麦冬9g	川楝子3g	百合30g	知母9g
川贝母3g	百部30g		

7剂，水煎服，日1剂，分3次服。

结果： 服药当天，咳嗽大减，7剂后病情全愈。二诊守上方再服7

212

剂，随访半年未再复发。

医案二：肝炎胁痛

孙某，男，38岁。患慢性乙型肝炎，久治不愈。两胁隐痛，时作时止，劳累操心时加重。伴有长期失眠，眼睛昏花，头颈不适，口干口苦，大便偏干结，尿黄。查看前医治疗，乃从阴证论治，用药一派附子干姜，外加艾灸。

脉诊：两脉弦芤滑数。

望诊：舌质偏红，舌苔薄少。

辨证分析：

（1）慢性肝炎，久病不愈，已有肝肾阴虚，且过用辛热药，阳亢更甚。

（2）脉弦芤滑数，口干口苦，长期失眠，劳累操心加重等均为肝肾阴虚，虚火内郁的表现。

拟方：一贯煎合芍药甘草汤加减。

生地黄30g	枸杞子15g	当归9g	北沙参9g
麦冬9g	川楝子3g	白芍15g	炙甘草6g
川芎3g			

7剂，水煎服，日1剂，分3次服。

结果：服后胁痛消失、睡眠良好，诸症大减。嘱守方7剂，停药观察。诸症消失。嘱忌口辛辣发物，心情舒畅。半年后再复查乙肝五项指标，表面抗原转阴，表面抗体产生。

医案三：胃痛嘈杂

赵某，男，76岁。患慢性胃炎15年以上。胃部隐痛嘈杂易饥，不能多食，多食则胃胀不适，性情急躁，睡眠不适，时有口干口苦，头昏眼干涩，大便可，小便黄气味大，淋漓不尽，偶有腰痛。

脉诊：两关脉弦滑芤。

望诊：舌红，苔黄薄。

辨证分析：慢性肝炎，性急，眠差，胃中嘈杂，饥而不能食，小便黄气味大，淋漓不尽，两关弦滑芤，芤为阴不足，弦为肝郁，整体辨为为肝胃阴虚郁热证。

拟方：一贯煎合百合乌药汤、芍药甘草汤加减。

生地黄 30g	枸杞子 15g	当归 9g	北沙参 9g
麦冬 9g	川楝子 3g	白芍 15g	炙甘草 6g
元胡 3g	百合 30g	乌药 6g	

7剂，水煎服，日1剂，分3次服。

结果：服后胃痛大减，诸症好转，精神明显改善。后服以此方加减共30剂，病愈。随访半年未复发。

第十一章

内伤厥阴病之肝胆实火湿热证
——龙胆泻肝汤证

一、病机要点

●龙胆泻肝汤原文（《医方集解》）

主治：肝胆经实火湿热，胁痛耳聋，胆溢口苦，筋痿阴汗，阴肿阴痛，白浊溲血。（肝胆火《太平惠民和剂局方》）

龙胆草（酒炒）　黄芩（炒）　栀子（酒炒）　泽泻　木通　车前子　当归（酒洗）　生地黄（酒炒）　柴胡　甘草（生用）

条文解读

本方主治"肝胆经实火或湿热证"。湿热郁火郁结于肝胆经，故见"胁痛"；肝胆湿热郁火上攻，故见"耳聋""口苦"；湿热郁火下注，故有"筋痿阴汗，阴肿阴痛，白浊溲血"。

二、临证心得

凡符合该病机者，均可以应用。举例如下：

头面五官上窍之炎症，如中耳炎、结膜炎、顽固性头痛等，表现为眼睛红肿热痛、耳朵流脓、头两侧胀痛甚、口苦等肝胆实火上攻见症者。

肝经系统的病症，如急性黄疸性肝炎、急性胆囊炎、胆结石、肾结石、高血压等，属肝胆火炽者。

前后二阴及下焦之炎症，如前列腺炎、尿道炎、盆腔炎、宫颈糜烂等，表现为尿频尿急、小便黄浊、精液黏黄、阴部湿疹流脓、黄带黏臭等肝经湿热下注见症者。

三、方药解析

核心病机是肝胆实火，故方中用三味苦寒药清泻肝胆之火，兼以燥湿。其中，龙胆草清泻肝经之火，黄芩清泻少阳胆火，栀子清泻心膈之火。三药均以酒炒为用，一是防止太过苦寒而伤败脾胃，二是酒性开宣有助于火郁发之，三药合而清泻郁火之邪。

柴胡能引药入肝经，同时配合酒以开宣郁火。

木通、泽泻、车前子都有清热兼有利湿之用。

肝为藏血之脏，湿热郁火久蕴易伤阴血，大量的苦燥和清热利湿药，也易燥伤阴血，故加入当归、生地黄滋养阴血。

甘草之用有三：一是扶正护脾胃，二是缓苦寒泻药之峻猛，三是使药力和缓，务必驱邪殆尽，不留病根。

全方旨在清泻肝胆湿热郁火，兼顾阴血。

四、内伤厥阴郁火诸方的鉴别

后世有很多治疗内伤厥阴肝经郁火证的名方。鉴别如下：

1. 四逆散、逍遥散、血府逐瘀汤等：气分郁结或者气血分都有郁结，都极易化火。故使用这些方子，以疏通气血为主，重在火郁发之，故能治疗肝经气分郁滞化火或血分瘀热之证。临床上，凡是因情志郁结起病，而见胁胀胃胀、嗳气矢气、两胁叩痛、脐周小腹压痛等气血郁滞见症，甚至兼有口干口苦、尿黄赤者，均可以此类方加减。

2. 酸枣仁汤、一贯煎等：以滋阴养肝为主，能治疗因肝阴虚所致的虚热证。临床常多腰膝酸软、五心烦热、足挛筋急、肢体麻木、眠差多梦、脉细数、舌红少苔等肝阴虚内热见症。

3. 龙胆泻肝汤：重在泻肝胆的实火湿热，故当肝经炎症较重时，如有前阴糜烂、尿急涩痛、目睛红赤、耳流黄脓等症者，最为合适。

五、常用加减

龙胆泻肝汤毕竟苦寒之药太多，故不可多用、滥用，临床上用丸剂比较合适。因为丸剂量小不易伤胃，且疗效不逊于汤剂。

若兼有脾胃虚寒者，如面色偏黄、脘痞腹胀、大便溏稀、劳倦乏力、舌淡胖苔腻等，即便有肝胆湿热郁火之证，也应该适当减少苦寒药之用量，还可适当佐以干姜、附片等温阳药顾护阳气。

临床应该根据火郁之特征，精准选药。如没有胸膈之郁火者，去栀子；如没有少阳郁火者，去黄芩。

若兼有气分郁滞，应该于龙胆泻肝汤中加入风药，如防风、薄荷等，加强开宣郁火之力，而且风能胜湿，风药也有助于祛除湿邪。

六、兼谈前后二阴病症的证治

前后二阴疾病，如泌尿系感染、前列腺炎、盆腔炎、痔疮等，很多人主张从足少阴肾论治，方如猪苓汤、知柏地黄丸、薏苡附子败酱散等，也取得了一定疗效。但是，临床上很大一部分前后二阴疾患，应责之于足厥阴肝。这恰恰是容易忽略的！

从部位看，足厥阴肝经循行过阴器、抵小腹；从作用看，前后二阴主要是排泄废物，而气机条达、二便通畅，则全赖厥阴肝之疏泄。故前后二阴病变与厥阴肝联系密切。临床上前后二阴病变，以肝经病变见症为主者，从厥阴论治，疗效确切。

以前列腺炎为例：

（1）很多中青年的前列腺炎，有会阴部的胀满、肛门的坠胀不舒、腰部酸胀、阴囊潮湿等症，而且情绪不佳时加重，为肝气郁滞兼有湿热者，多用四逆散合四妙散，或合赤小豆当归散，或合当归贝母苦参丸等进行治疗，十分有效。

（2）若肝经湿热下注，有口干口苦、舌苔黄腻、脉弦滑等热象偏重的症状，可暂用龙胆泻肝汤清泻实火。

（3）慢性兼有阳虚的前列腺炎，必须加入附子、干姜、党参等温补阳气药。

（4）若是久病，多有血瘀见症，还须加入活血化瘀药。

（5）若有尿出血，可以加入小蓟、三七。

（6）若兼有性病，湿毒较重者，加入苦参、土茯苓。梅毒的特效药是土茯苓，淋病加小蓟。

（7）当然，如果是慢性的前列腺炎，伴有小便清长无力、起夜、足冷、腰膝酸软等肾阳虚见症，多见于老年人群，则从少阴论治，方如附子汤、金匮肾气丸等。

七、医案举隅

附：其他名家龙胆泻肝汤证验案

1. 万友生医案：鼻衄

傅某，男，56岁。1941年初冬，患者因事大怒之后，左鼻衄血不止已6天，如塞住鼻孔，则血从口腔流出。初诊时，见其时以井水湿透的毛巾冷敷头顶，片刻即热气腾腾，当毛巾由冷转热时，又换上冷的，如此不断地冷敷，虽可稍杀其势，但终不能止血。患者体素肥胖，血压偏高，症见面红目赤，烦躁易怒，声高气粗，脉弦而数。

拟方：龙胆泻肝汤加减。

龙胆草10g	生栀子10g	黄芩10g	黄连10g
生地黄15g	白芍10g	泽泻10g	木通5g
车前子15g	生甘草5g	川牛膝10g	

结果：仅服1剂，鼻衄即止，继进4剂而痊愈。此后，又遇一刘姓患者左鼻衄血不止，病情与傅姓患者如出一辙，亦用上方治愈，堪称巧合。

2. 王雨三医案：久咳

太仓西门外名医郑也函之母，年六十左右。

患咳嗽症，百药罔效，不起床者已数月矣，邀余诊治。见其形神憔悴，且觉身寒凛冽，指尖不温，咳以晨间为剧，连声不止，甚至气不能回而欲绝，其脉左关弦滑且实。知系肝经之风火旺盛，以上侮肺金之候也。

拟方：即用龙胆泻肝汤，重用柴胡加防风以祛风清火，并加黄芪以补肺制木，使木不敢夹火之威以侮肺金，再加白蜜以润肺，且解龙胆栀芩之苦以败胃。

结果：服4剂而咳止。后用异功散加白芍、钩藤、石决明、大枣、白蒺藜等调理之，即能起床。

3. 柳少逸医案：痄腮

生某，男，36岁。1987年12月初诊。

1周前，患者夜晚入睡时，始感耳后下方疼痛，次日晨起即见隆起，进食时有酸胀感，夜间即感发热发冷，在厂卫生室诊为"腮腺炎"，给予青、链霉素肌注，且给解热镇痛药口服，病情无好转，双侧腮部肿胀高突，继而患者又感双侧睾丸疼痛，轻度红肿，急来求诊。既往无腮腺炎病史。

拟方：柴胡龙胆方加减。

柴胡 15g	黄芩 12g	半夏 10g	党参 15g
龙胆草 12g	栀子 12g	车前子 12g	泽泻 12g
白花蛇舌草 15g	半枝莲 15g	夏枯草 12g	荔枝核 12g
甘草 10g	生姜 5片g	大枣 5枚	

结果：服6剂双侧腮肿消失，唯睾丸挤按时仍疼痛。质稍硬，上方加炮山甲6g（研冲），5剂后诸症豁然。

4. 王新午医案：昏迷

西安梁府街十八号韩某妻。

1943年6月3日病。头汗如洗，昏迷不醒，咳嗽，无寒热，不饮，不食，不便。历数医，治两月余，症无进退，经省某医院查云：系肺结核，打针服药灌肠均无效。邀余往诊，症如前而虚已甚，脉左关独弦滑，余部平弱。侍者云：因抚一养女甚聪明，韩夫妇以膝下无儿绝爱怜之，已数年矣。六月一日儿出门购纸烟，遗失未归，遍访不得端倪，韩妻即病，而是儿迄未寻获。比邀余之日，病已七十二日。余筹思甚久，世岂有七十余日不饮食，不便溺而能生存之人乎？翻阅前医药方，硝黄巴豆等峻利剂总计十一两有零，而西药蓖麻油，硫苦（硫酸镁）及灌肠甘油，肥皂水等尚未计其量。乃服数十剂攻下之药而丝毫不泻，若无事然，必有因也。《经》云："治病必求于本。"细审斯疾盖因情志暴逆气机梗塞，七情为病，最易伤肝，肝主疏泄，郁则疏泄无权，邪乘于土，则水谷不运，故有不饮、不食、不便、不溺之候。乃遵《经》旨"火郁则发之，木郁则达之"。

拟方：龙胆泻肝汤送服当归龙荟丸。

结果：1 剂而醒，便溺得通。继以丹栀逍遥散加龙胆、片芩复送服当归龙荟丸，诸症悉退。